孕产期营养

专家指导

岳 然/编 著

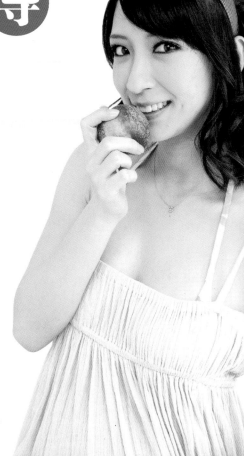

中国人口出版社

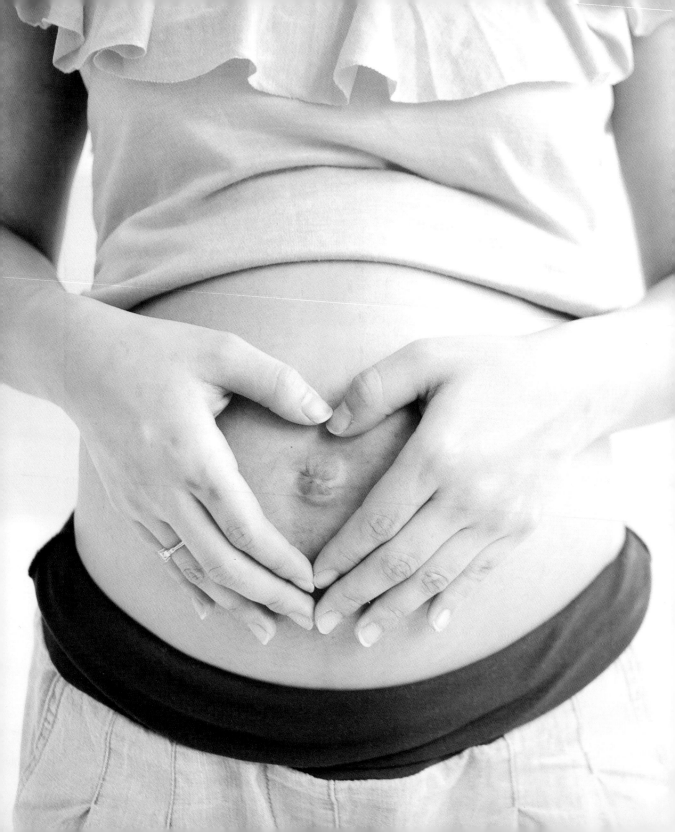

Contents 目录

第 1 章　　把握孕前营养储备关键期

目录

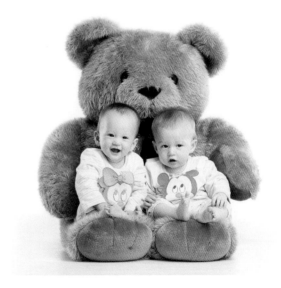

Contents

第 *3* 章　　规划好胎儿高速发育关键期（孕4~7个月）

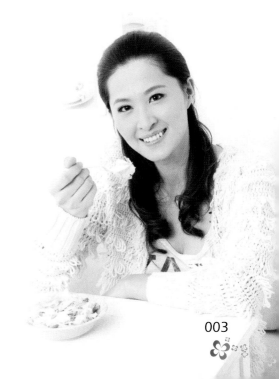

目 录

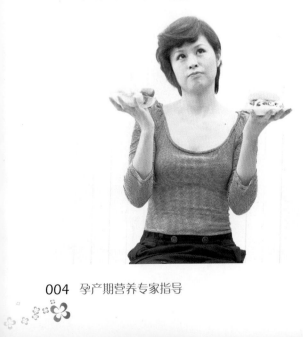

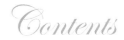

第 4 章　　顺利度过临产关键期（孕8~10个月）

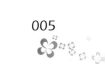

目录

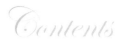

第 *6* 章　抓住产后减重黄金期 (产后 2~6 个月)

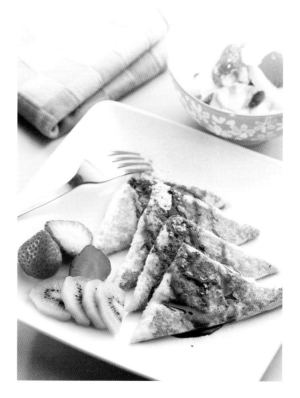

目录

第 *7* 章　孕产期常见不良反应与疾病食疗方

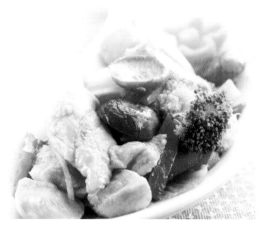

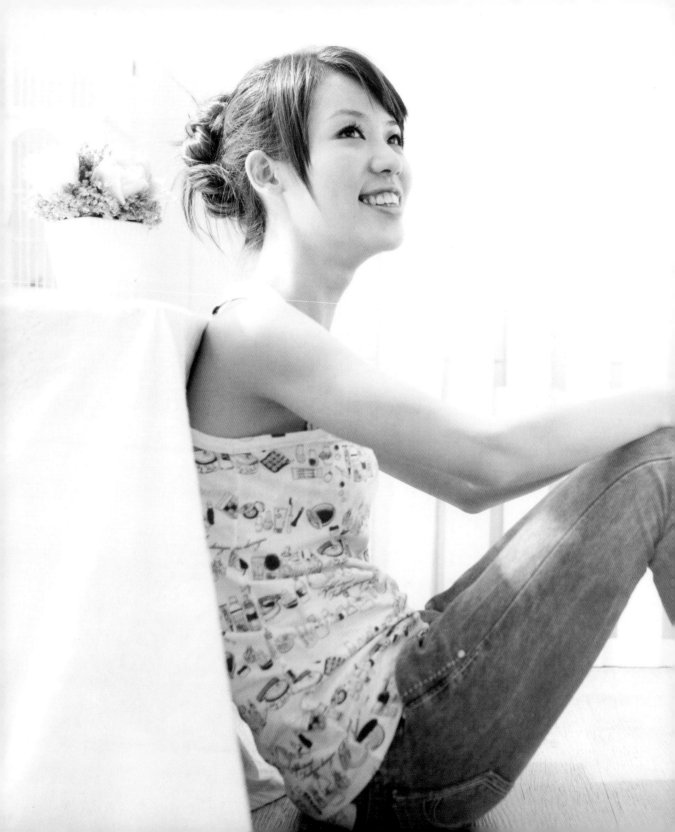

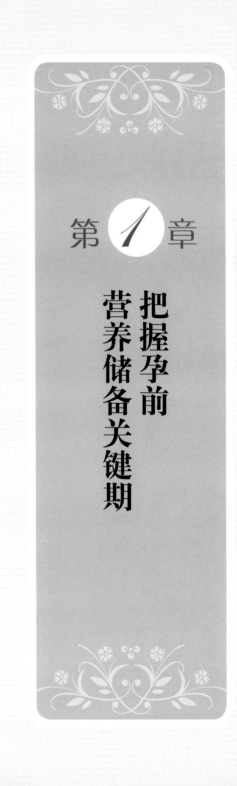

第 1 章

把握孕前营养储备关键期

精子与卵子的
生命之约

卵子的诞生

　　女性发育成熟之后，每一个规律的月经周期排出一个成熟卵子，直到绝经。一个女人的一生约排出400个卵子，而这些卵子中，只有特别幸运的那个才能受精发育成胚胎。呵护培育出最优质的卵子，是准妈妈孕前的必修课。

精子的诞生

　　从一个精原细胞发育成一个成熟的精子，大约需要3个月。精子成熟后会进入输精管，然后随着输精管肌肉收缩进一步迁徙至输精管壶腹，静待"关键一刻"的到来。准爸爸在孕前最重要的工作，就是"养精蓄锐"，静待这关键的时刻。

新生命的诞生

　　在一次射精过程中，正常成年男子一次射出的精液量为2~6毫升，每毫升精液中的精子数应在6000万个以上。只有速度最快、最强壮的精子才能通过输卵管，与卵子相遇，发生奇妙的"生命之吻"。

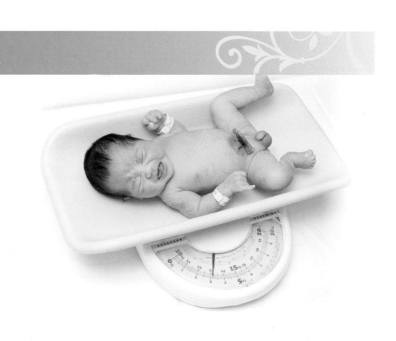

孕前
营养新知快递

养育肥肥壮壮的卵子

1 一日三餐要合理安排，饮食要注意杂而广，以便吸收更全面的营养。注意不要擅自吞服营养素制剂，过量摄入只会损害身体健康。如有必要，也必须在医生的指导下服用。

2 改善烹调方式，最大限度地吸收食物中的营养素。比如可以生吃的蔬菜，就洗净后生吃；烹调蔬菜时最好急火快炒，以减少维生素的流失。还要注意低盐低糖，过量的食盐和糖分对健康不利。

3 少吃含大量防腐剂的精细加工及快餐食品，尽量多吃原始的、加工程序少的家常食物。

4 尽量饮用白开水，少喝咖啡、可乐等饮品。孕前若每天摄入300毫克咖啡因，可使受孕概率下降27%。

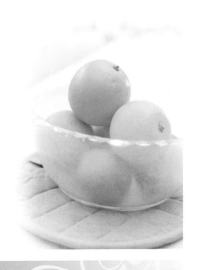

培育生命力超强的精子

1 经常食用富含优质蛋白质的食物，如深海鱼虾、牡蛎、大豆、瘦肉、鸡蛋等。蛋白质是生成精子的重要原材料，合理补充有益于协调男性内分泌机能以及提高精子的数量和质量。但要注意少吃肥肉，吃瘦肉也不可过量。

2 多吃绿色蔬菜。绿色蔬菜中含有维生素C、维生素E、锌、硒等利于精子成长的成分。坚果、鱼类中富含ω-3脂肪酸，也应多吃，有利于精子细胞成长。

3 多吃贝壳类海产品、动物内脏、谷类胚芽、芝麻、虾等富含锌的食物。锌可改善精子的活动能力。而缺锌会引起精子数量减少、畸形精子数量增加，以及性功能和生殖功能减退，甚至不育。

孕前体重的标准范围

　　孕前太瘦或太胖对于受孕和即将到来的孕期都不利，建议准爸爸准妈妈赶紧在怀孕前把体重调整到标准范围内。

　　标准体重取决于BMI值。BMI值是一种测量身体脂肪率的计算公式，公式以身高和体重为计算基础。

　　BMI值 = 体重(千克) ÷ 身高(米) 的平方

　　比如体重为55千克，身高1.6米，那么BMI值就等于55除以1.6的平方，等于21.5。

　　BMI值在19.8~24.2之间都算正常体重，低于19.8就是过瘦，超过24.2则是超重，超过26.4就属于肥胖了。

　　腰围和腰与臀围长之比也是检测肥胖的指标。男性腰围大于85厘米，女性腰围大于80厘米，或腰臀围长之比大于8.5，就可视为腹型肥胖，要适时调整体重。

　　怀宝宝前体重有点超标，该怎么减?

　　少吃多运动是永恒的减肥法则。但孕前减肥千万不能靠节食，否则身体会因为缺乏正常所需的各类营养素而影响健康。节食过度还会引起内分泌失调，导致生殖机能紊乱，严重的会影响排卵，致使不孕。

　　最好根据营养师为自己制订的合理的营养食谱，采用少食多餐、细嚼慢咽，加上合理的运动，来达到健康减肥的目的。

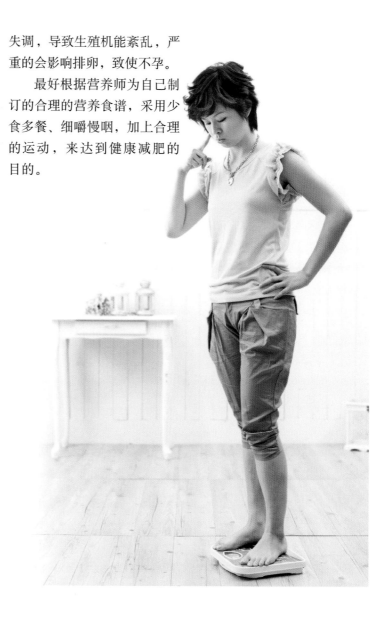

怎样判断缺乏某种营养素

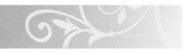

最简单的方法就是去正规医院作个常规的体检。当然也可以通过一些简单的特征来粗略地判断。下表就列举了一些常见的营养缺乏"信号"。

外表特征	可能缺乏的营养
头发干燥、变细、易断，脱发	蛋白质、必需脂肪酸、微量元素锌
夜晚视力降低	维生素 A
舌炎、舌裂、舌水肿	B 族维生素
牙龈出血	维生素 C
味觉减退	锌
嘴角干裂	核黄素和烟酸
经常便秘	膳食纤维
下蹲后起来会头晕	铁（缺铁性贫血）

但这些都只能是粗略的判断，需要去医院作进一步确认才可下定论。

太瘦的人孕前要怎样增肥

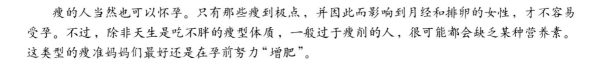

瘦的人当然也可以怀孕。只有那些瘦到极点，并因此而影响到月经和排卵的女性，才不容易受孕。不过，除非天生是吃不胖的瘦型体质，一般过于瘦削的人，很可能都会缺乏某种营养素。这类型的瘦准妈妈们最好还是在孕前努力"增肥"。

1 增加用餐次数，丰富进食的食物，不偏食挑食，少吃高热量但无营养的食物。

2 先吃干的再喝汤，以免喝了汤之后就吃不下其他食物了。可以多喝些浓汤，如排骨汤、鱼骨汤或鸡汤等，以增加热量及营养素的摄取。

3 可以增加食物的美味及香味，刺激食欲。

如果来不及增重到正常范围就怀孕了，孕期需要注意在医生的指导下及时补充各类营养素，既满足宝宝的生长需求，也维护好自身健康。

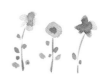

吃维生素E丸更容易怀孕吗

不一定。决定怀孕的因素有很多。建议准备在孕前服用维生素E的准妈妈，一定要咨询专业的医生，不要随意滥用，以免产生不良后果。

维生素E的别名是生育酚，能维持生殖器官的正常机能，促进卵泡的成熟，使黄体增大，增加孕酮的作用，从而增加受孕率，这让不少准妈妈视维生素E为孕前必服的良药。

实际上，人体一般都不会缺乏维生素E。孕前是否需要服用维生素E应该根据个人的具体情况确定。而且维生素E虽然无毒，但当服用高剂量时（每天多于1200国际单位），可引起反胃、胃肠气胀、腹泻和心动过速等不良反应。

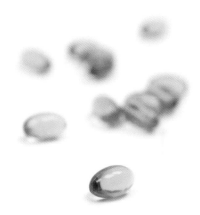

孕前要少吃哪些食物

咖啡	咖啡对受孕有直接影响，每天饮用超过 6 杯咖啡，会降低受孕能力，并可能影响到未来宝宝的生长发育
可乐	多数可乐型饮料都含有咖啡因，不仅影响受孕能力，还可能伤害精子，影响准爸爸的生育能力
未熟透的肉	未熟透的肉食中，可能携带有弓形虫，弓形虫可通过子宫感染胎儿，引发胎儿畸形

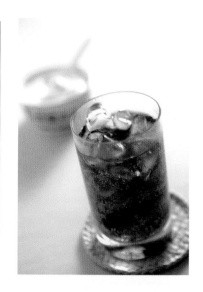

怎样选择叶酸补充剂

斯利安是一种比较经济实惠的叶酸补充剂，每片的叶酸含量正好是400微克，准妈妈每天只需要吃一片就可以了，非常方便。一般的医院都会推荐准妈妈吃这种叶酸片。除此之外，还有"福施福"、"玛特纳"等经过改良的叶酸补充胶囊，这类补充剂除了叶酸之外，还含有钙、铁、锌等多种人体必需的营养素，营养更全面。

最重要的原则就是每日控制在400微克的摄入量。量太低或者过量都对身体不利。

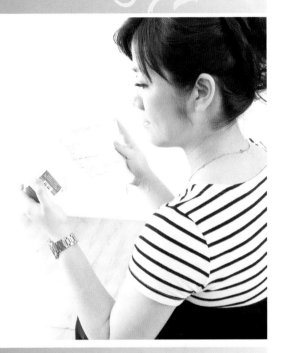

孕妇奶粉能跟叶酸片一起吃吗

这要看孕妇奶粉中的叶酸含量。孕前补充叶酸保证每天400微克即可。过量服用叶酸对于孕期没什么好处，还会引起准妈妈的不良反应。服用孕妇奶粉的准妈妈最好去咨询专业的医生，看看是否过量。不少综合维生素片剂中也会含有微量的叶酸，如果有服用这类营养补充剂的，最好先咨询医生。

叶酸片漏服一两天会影响效果吗

叶酸在体内存留时间短，服用一天后体内水平就会降低，因此最好天天服用，不能遗漏。如果遗漏，补用无效。建议准妈妈将装叶酸片的瓶子随身携带，如果忘记吃了，中途想起来就可以服用。

我们每日的饮食中也会摄入叶酸，如果只是偶尔一两次漏服，也不必太过于担心。

服药期间怀孕了能妊娠吗

即使在服药期间意外怀孕，也不要立即决定终止妊娠。应首先将用药情况详细告知医生，医生虽然不会作出肯定或否定的保证，但可以根据用药的种类(性质)、用药时胚胎发育的阶段、药物用量多少以及疗程的长短等来综合分析有否终止妊娠的必要。

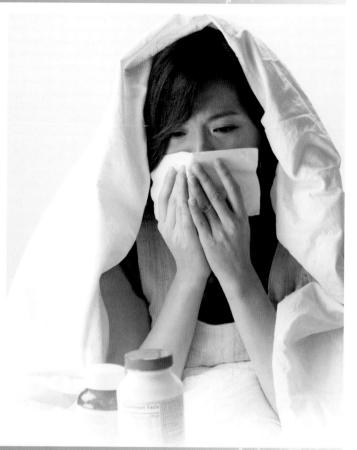

一个卵子从初期卵细胞到成熟卵子约14天，在此期间卵子最容易受药物的影响。一般来说，女性在停药20天后受孕，比较安全；但有些药物的影响时间可能更长。因此有长期服药史的女性一定要咨询医生，才能确定安全受孕时间。同时，男性也一定要在医生的指导下服药，以免药物对精子产生影响。

准爸爸可以吸烟吗

准爸爸需要戒烟。

香烟里的有害物质可以通过吸烟者的血液循环进入生殖系统，对生殖细胞有损害，造成卵子和精子在遗传因子方面的突变，导致胎儿畸形和智力低下等。同时，烟龄越长，吸烟量越大，精子的数量越少，精子的畸形率也越高。精子发育不良，势必导致畸形或有缺陷的精子生成较多，结果会增加流产、死胎和早产的发生率，或者使婴儿出现形态功能等方面的缺陷。为了宝宝的健康，准爸爸准妈妈还是开始戒烟吧。最好在孕前1年就戒掉香烟！

准爸妈何时戒酒比较好

大量饮酒可导致精子质量下降，准妈妈长期大量饮酒则可能导致胎儿唇裂、腭裂、智力低下等，建议那些嗜酒的准爸爸准妈妈们在孕前10个月开始戒酒，还可以去医院作个检查，咨询医生后确定何时开始戒酒。喝酒并不严重的人，在怀孕前1个月内禁酒。即使啤酒或其他低度酒也要避免，但偶尔喝一小杯优质的葡萄酒则无妨。在孕育时，还要避免饮用一切含酒精的饮品，这样才可能避免酒精对下一代的危害。

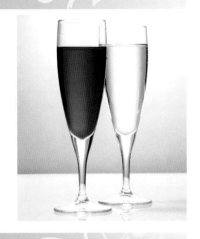

准妈妈挑食对宝宝有影响吗

对于准备怀孕的准妈妈而言，偏食、挑食不再是小问题。因为不同食物中所含的营养成分不同，含量也不等。偏食、挑食往往可造成某类营养素缺乏或体内储存量少的情形，进而影响到卵子的质量。所以，准妈妈在孕前应该尽量改掉偏食、挑食的小毛病，吃得杂一些，保证营养均衡全面。

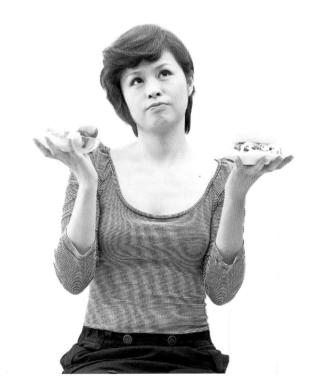

孕前
护理大讲堂

孕前采取什么避孕方式最好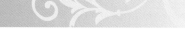

有些避孕方式在怀孕之前的特定时间必须要停用，否则将影响胎儿的健康，比如长效避孕药、紧急避孕药等。

＊长效避孕药——孕前6个月停用

口服避孕药主要成分是雌激素和黄体素，使体内激素可以维持相当浓度，使卵巢无法产生成熟卵子，借此抑制排卵的作用，达到避孕的目的。

服用避孕药的女性，如果想生育，应在停药半年以后再怀孕，在停药后的半年中，最好采用避孕套避孕，如果服药期间意外受孕，应及早中止妊娠，以防生育畸形宝宝。

＊紧急避孕药——孕前2个月停用

紧急避孕药是通过阻止受精卵着床达到避孕的目的，药效比较强。因此，至少要在1个月经周期后，月经恢复到服药之前的状况才可以怀孕。

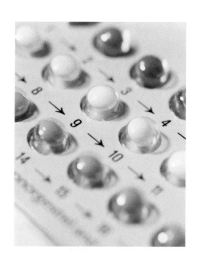

＊宫内节育器——孕前2个月停用

IUD或节育环是通过干扰子宫内膜，使受精卵不能着床来起作用的。1个月后体内的内环境是否已恢复到原来的状态，如果月经的时间和量与未放置宫内节育器前差不多，那说明情况较好，准妈妈就可以准备怀孕了。如果月经淋漓不净或量很多，为了使胎儿有个温暖的小巢，最好到医院检查一下，看子宫腔内有无异常情况。

＊避孕套——可一直使用

在孕前的准备阶段，不妨选择避孕套这种不会损害精子、卵子的质量，并且可靠性也很高的方式作为过渡。

穿丁字裤对怀孕有影响吗

穿丁字裤对计划怀孕的准妈妈来说，确实存在一定的不利影响。

其实生活中一些不良的穿衣习惯也会影响生育能力，许多准妈妈喜欢穿丁字裤来展示自己的性感和美丽，但丁字形内裤狭窄的裤身经常会摩擦阴部，如果绷得过紧，容易导致发炎、瘙痒、分泌物增多，而且这种内裤的布料通常会选择人造布料（例如不透气的尼龙质地、合成纤维等），如果外界的空气潮湿，就更容易导致细菌滋生，诱发过敏、霉菌感染等。过紧的丁字裤还会增加痔疮的发生概率。

因此，建议准妈妈不要天天都穿丁字裤。同时选择丁字裤时要尽量选择舒适、透气的面料，而且一定不要选择太紧绷的。

孕前运动应该怎样安排

准备怀孕的准妈妈和准爸爸，可以在计划怀孕前的3个月制订健身计划，加强运动。

运动要以舒缓的有氧运动为主，慢跑、散步、游泳、瑜伽等都是不错的选择。每个星期至少3次、每次30分钟，保持这种运动强度就可以调动体内抗氧化酶的积极性，从而收到增强体力的作用。

如果平时工作繁忙，没有时间运动，就要抓住一切可以运动的机会。比如睡前的轻松运动，起床前在床上做些运动，上下班的途中多走路等。

除此之外，孕前运动还要注意使用正确的方法。

1 孕前运动注意循序渐进，并且应根据自身的身体状况掌握适合自己的运动强度。一些强度较大的运动，容易引起生殖系统的伤害。如骑马不当可能会影响产生精子和射精的能力，后悔莫及。而过度的运动还会削弱免疫系统，影响激素的分泌，严重时还会导致女性无法排卵，造成停经。

2 在尝试一种新的运动时，连续进行不要超过15分钟，隔天增加一些，逐渐达到理想的运动量，坚持锻炼的人，也不要突然在某一天的运动量大大超出了平时的习惯，避免身体伤痛。

3 运动时心跳次数在每分钟140次是最佳状态。如果不方便测量，准爸爸准妈妈也可以通过自己的身体来衡量。孕前运动以运动后不会过于疲劳为主。

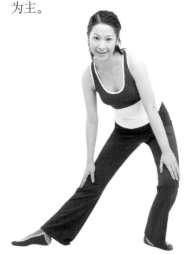

准爸爸要改变哪些生活习惯

某些生活小习惯会影响准爸爸精子的质量，一定要逐渐更改过来。

1 手机放裤兜：多数男性都是把手机放在裤兜或者别在腰间，将手机长期放在裤兜容易使睾丸受到电磁波的辐射，影响精子的运动能力，从而会影响精子的数量。最好把手机放在桌上或者拿在手中。

2 开车久坐：对于准爸爸来说，长期开车或者久坐不动会压迫盆腔供血不足，血氧量减少，就使能量、营养物质减少，造成精子能力下降。准爸爸每天应活动30分钟。

3 穿紧身牛仔裤：准爸爸不应穿太紧的牛仔裤，特别是透气性差、散热不好的化纤类"兜裆裤"包裹着阴囊，让阴囊处于密闭状态，空气不流通，使细菌滋生，引起生殖道的炎症；同时也阻碍阴囊皮肤散热降温，限制血液循环，妨碍精索静脉回流，对精子的产生和生长很不利。长此以往，容易造成今后不育的不良后果，还容易造成供血量减少，特别是在炎热的夏天阴囊会松弛，过紧的牛仔裤会影响阴囊所需的适宜温度。准爸爸平时应穿透气好且宽松的裤子。

4 桑拿浴及过频的热水浴：睾丸产生精子需要比正常体温37℃低1℃~1.5℃的环境。有资料表明连续3天在43℃~44℃的温水中浸泡20分钟，原来精子密度正常的人，精子密度可降到1000万/毫升以下，这种情况可持续3周。因此准备怀孕的准爸爸要少蒸桑拿，减少热水浴时间和次数。

5 工作压力大：准爸爸如果长时间精神紧张、心情不好，会使大脑皮层对性腺轴激素抑制，导致精子生成能力下降。

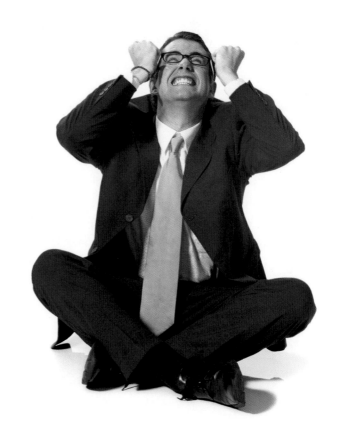

孕前怎样进行口腔保健

建议计划怀孕的准妈妈，要养成餐后漱口，每天至少早晚各刷一次牙的好习惯。

1 每次进餐后都需要漱口，有条件的还可以刷牙。

2 牙刷只能清除牙齿表面70%的细菌，使用牙线可彻底去除齿缝间牙菌斑和食物残渣，有条件的准妈妈可以养成使用牙线清洁牙面的好习惯。

3 选用含氟牙膏或氟化物漱口液、氟化物涂膜等预防龋病。可多喝矿泉水，它是氟的天然来源。

4 患有蛀牙的准妈妈应选用抑制细菌的牙膏，或服用适量的维生素D，维生素D具有抗菌及限制釉质的无机盐排出。

5 注意均衡的饮食，多吃富含维生素C的水果和蔬菜，多喝牛奶。

6 食用不含蔗糖的口香糖清洁牙齿，如木糖醇口香糖，在餐后和睡觉前咀嚼一片，每次咀嚼至少5分钟，对于牙齿和牙龈健康是很有帮助的。

太瘦的准妈妈孕前怎样增肥

太瘦的准妈妈一般也可通过饮食和运动来增加体重。吃好睡好，再加上适当的运动，不挑食，不偏食，便可逐渐达到强壮身体的目的。

1 三餐不可少，中间要加2~3次点心：三餐营养均衡，食材品种及颜色越多样越好，如圆白菜，可加红萝卜、菇类及黑木耳一起炒，比单炒增加更多营养素。点心也要慎选高蛋白及高营养素的食物，如优酪乳、三明治、卤蛋、豆浆、馄饨、水果等。

2 营养素的浓缩：例如原本2片吐司的早餐，再夹1片起士，或抹上花生酱，再加1杯牛奶会更有营养；蒸蛋的食材，以牛奶取代水；生菜沙拉加肉或蛋，并加入坚果类。

3 以水果或果汁取代甜饮料：可增加维生素C或β－胡萝卜素等抗氧化剂的吸收。

4 餐中以浓汤取代清汤或白开水：例如熬排骨汤、鱼骨汤或鸡汤，如此可以增加热量及营养素的摄取。

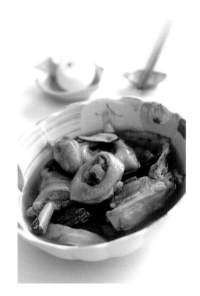

准妈妈做有氧运动要注意什么

有氧锻炼也叫有氧代谢运动，是指人体在氧气充分供应的情况下进行的体育锻炼。也就是说，在运动过程中，人体吸入的氧气与需求相等，达到生理上的平衡状态。有氧运动的特点是强度低、有节奏、不中断和持续时间长，同举重、赛跑、跳高、跳远、投掷等具有爆发性的非有氧运动相比较，有氧运动是一种恒常运动，是持续5分钟以上还有余力的运动。

在进行有氧运动前，要注意进行热身，做一些伸展运动，活动一下关节韧带，伸拉四肢、腰背肌肉，这些都是准备活动，然后逐渐进入适当强度的运动状态，不要太急于进入强度较大的运动中，以免发生抽筋等问题。运动结束后也不要急着休息，还需要做一些伸展运动，使身体逐渐放松。

常见的有氧运动项目有：步行、快走、慢跑、游泳、打太极拳、做韵律操等。

太胖的准妈妈孕前怎样减肥

肥胖的准妈妈一旦怀孕后，孕期并发高血压、糖尿病等高危病症的概率也很大，给母婴的安全都带来威胁。所以，太胖的准妈妈在孕前要进行适当的减肥。

1 饮食：早餐吃饱，不吃油炸、高热量食品；中午吃七分饱；晚餐尽量少吃。用餐时可先喝汤，吃蔬菜，再一小口、一小口地慢慢吃饭和肉，这样比较会有饱足感，可避免吃进过多食物。

2 多喝水：水分可以增加身体的代谢，想减重的人要多喝水，可在起床后早饭前30分钟喝500毫升25℃~30℃的新鲜开水，每天上午、下午各喝500毫升的凉开水，晚上可少喝一些。注意，每天的饮水量保持在1600~2000毫升即可。

3 运动：每天爬楼梯20层，晚上原地跑步半小时或外出散散步，每天花15分钟的时间练练瑜伽，以及周末进行户外活动，爬山、游泳、打球等，但不要过于疲劳。

4 上班：上班尽可能走路，不骑电动车，不坐公交。

需要注意的是，孕前减肥千万不能靠节食，不然的话身体会因为缺乏正常运行的各类营养素，而影响到健康。而且节食过度还会引起体内内分泌失调，导致生殖机能紊乱，严重的话还会影响到排卵，从而导致不孕。

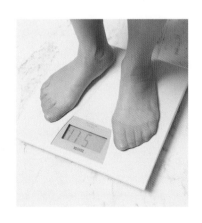

孕前 1~3 个月的关键饮食

五香蹄花肉

材料： 猪脚肉 600 克、红辣椒 20 克，姜片 50 克，大蒜 20 克，甘蔗头 100 克。

调味料： 五香粉 25 克，八角 2 颗，白胡椒粉 25 克，月桂叶 3~4 片，米酒约 200 毫升，冰糖 50 克，酱油约 200 毫升。

做法：

1 猪脚洗净过油备用。

2 将所有调味料及材料一起烹煮 45 分钟即可。

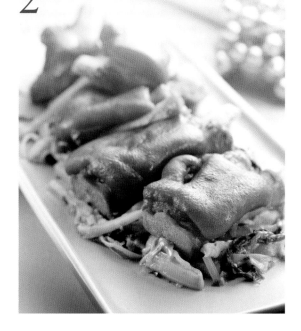

什锦卤白菜

材料： 猪五花肉 1 块约 250 克，白菜 250 克，干香菇 4 朵，红萝卜 25 克，虾米 1 大匙，炸皮 1 小包。

调味料： 小磨坊葱香汤头粉 3 匙、酱油 1 小匙、胡椒粉 1/2 小匙、黑醋 1 大匙、葱油 1 大匙、太白粉水、植物油各适量。

做法：

1 将整棵白菜去掉蒂头，洗净后切成大片，放入滚水中汆烫后捞起沥干备用。

2 将炸皮泡软切片后放入滚水中汆烫约 3 分钟捞起备用。

3 猪五花肉去皮切片，香菇洗净切片，红萝卜切丝备用。

4 锅中放入少许油炒五花肉片至微黄焦香，加入虾米、香菇片、炸皮及白菜拌炒均匀，再加入小磨坊葱香汤头粉、酱油、胡椒粉、黑醋调味，最后用太白粉水勾芡，起锅前淋上葱油即可摆盘上桌。

小贴士

炒五花肉片时，可将肉片炒至稍微逼点油出来，五花肉会变得更香；最后使用黑醋可以添加香味的层次，不过要记得在起锅前再添加，才不会使得白菜变色，避免让整道菜变得比较不讨喜。

孜然子排

材料：猪肋排（肉多）500 克，葱 20 克，姜 10 克，香菜末 20 克，辣椒粒 20 克。

调味料：新疆孜然粉 2 匙，月桂叶 2 片，米酒适量。

做法：

1 肋排切成 6~7 厘米长条汆烫。

2 锅内放入月桂叶、葱、姜、米酒、新疆孜然粉，蒸 45 分钟（可用电饭锅蒸）沥干，用烤箱 180℃ 烤 20 分表皮酥摆盘，撒上孜然粉、香菜末、辣椒粒。

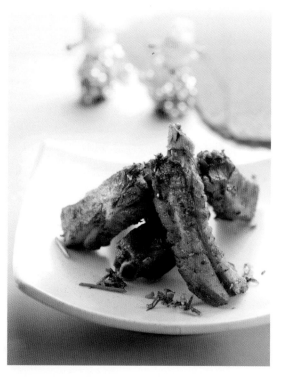

千丝万缕鱼米羹

材料：鸡蛋豆腐 1 盒，鲷鱼片 150 克，甜豆仁 50 克，发菜 3 克，水约 1000 毫升，蛋白 1 个。

调味料：小磨坊葱香汤头粉 3 匙，葱风味油 1 小匙，太白粉水适量。

做法：

1 将鸡蛋豆腐切丝。

2 鲷片切丝加蛋白，加入太白粉腌渍。

3 将腌过的鲷鱼片汆烫至熟捞起备用。

4 甜豆仁、发菜及其他食材处理好后，放入锅中加葱香汤头粉调味勾薄芡，最后起锅前加入葱风味油提味增香。

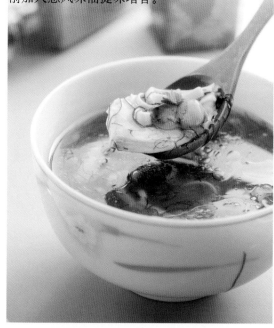

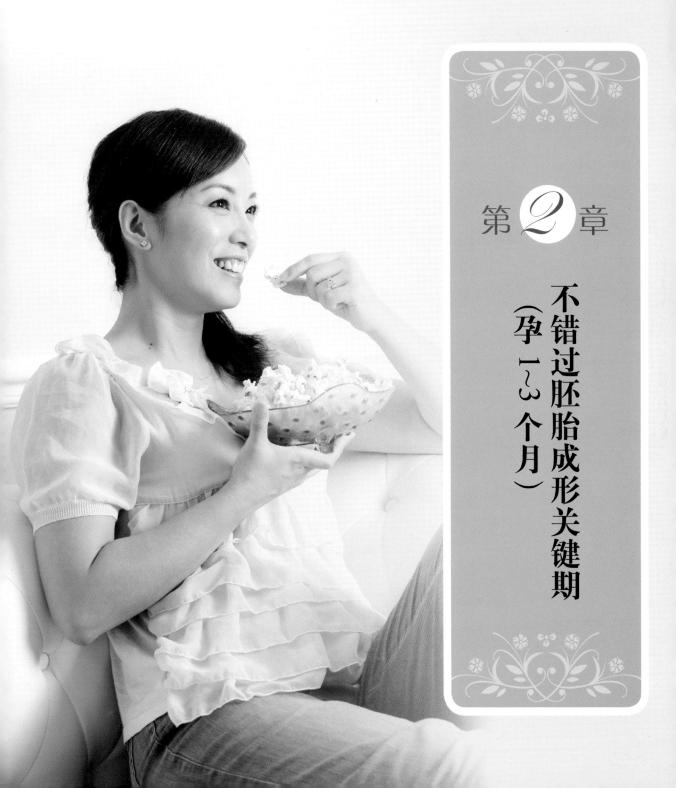

第②章

不错过胚胎成形关键期

（孕 1～3 个月）

孕1~3个月准妈妈
身体变化与胎儿发育状况

孕1~3个月准妈妈身体变化

停经是准妈妈怀孕的第一信号。接下来的两个多月中，准妈妈的乳房变大、变柔软，乳头和乳晕的颜色也会加深。白带增多也是怀孕给准妈妈带来的身体变化之一。但最突出的变化还是早孕反应。在怀孕5~6周后，大多数准妈妈会出现头晕、乏力、嗜睡、食欲缺乏、唾液增多、恶心、呕吐等现象，也就是人们通常说的早孕反应。早孕反应持续的时间一般不长，12周左右会自动消失。

不少准妈妈还会从肚脐到耻骨出现一条垂直的黑色妊娠线。这是怀孕的特征，分娩结束后就会逐渐变淡或消失。

10个月的孕期已经开始了，准妈妈身上的担子可是不轻。准爸爸一定要多体谅准妈妈的感受，倍加呵护辛劳的准妈妈才是。

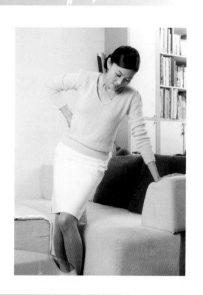

孕1~3个月胎儿发育状况

孕1~3个月主要是胎儿各个器官形成及初步发育的关键时期，宝宝的身体大小和体重增长不会很快。到怀孕3个月末，宝宝已经初具人形，不过身体比例还比较奇怪，大脑的体积几乎占整个身体的一半。宝宝的面部特征也在逐渐接近人形，不过皮肤仍是透明的，从外面甚至可以看到皮下血管和内脏。手指和脚趾已经完全分开，一部分骨骼开始变得坚硬，并出现了关节的雏形。

由于脐带变长，宝宝已经可以在羊水中自由地活动。这时候胎盘已经基本形成，宝宝和准妈妈的联系进入稳定阶段，发生流产的机会也相应地减小了。

终于从一颗小小的受精卵发育到一个小人儿了，实在可喜可贺！亲爱的宝宝，接下来的孕期，请愉快地和准妈妈一起分享吧！

孕早期
营养新知快递

孕早期每日饮食安排

　　孕早期（孕1~3个月）是胎儿从受精卵经分裂、着床到各器官分化形成的阶段。这个阶段，胎儿的生长发育还比较慢，准妈妈还不需要增加进食，只需要注意参照以下的进食原则即可。

1 摄入优质蛋白质：胎儿在这个阶段虽然发育速度相对来说不算快，但还是必须从准妈妈的身体中汲取蛋白质来满足其发育需求。所以，准妈妈一定要注意摄入富含优质蛋白质的食物，如畜禽肉类、乳类、蛋类、鱼类及豆制品等。举个例子，准妈妈每天必须食用200克主食，加1个鸡蛋和50克瘦肉，才能维持体内的蛋白质平衡（为35~40克蛋白质）。

2 食物要易于消化、吸收：孕早期的准妈妈还将面临早孕反应的考验，近一半的准妈妈都可能发生呕吐、恶心的妊娠反应，变得没有胃口进食，看到油腻食物就犯恶心。如果准妈妈因呕吐不愿进食，长时间处于饥饿状态，血液中的酮体就会蓄积，并积聚于羊水中，

被胎儿吸收。酮体对胎儿的大脑发育会产生不良影响。建议准妈妈尽量选择清淡且易于消化吸收的食物，保证胎儿和自己的营养摄入量。

3 多吃水果、蔬菜：蔬菜和水果中维生素的含量较高，且都属于碱性食物，可以保持准妈妈的体质平衡在健康的弱碱状态。严重呕吐的准妈妈更应多吃新鲜蔬菜、水果等碱性食物，防止酸中毒。

4 注意矿物质和维生素的摄入：孕早期是胎儿各器官发育成形的关键时期，这个阶段如果准妈妈体内缺乏某些矿物质和维生素，会导致胎儿生长发育迟缓，严重的会导致胎儿骨骼和内脏畸形，甚至导致中枢神经系统畸形。含矿物质较为丰富的食物中有畜禽肉类

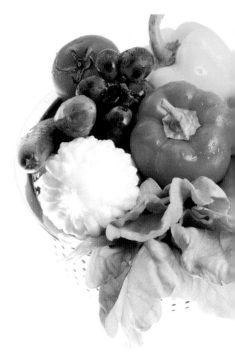

及内脏、核桃、芝麻等。乳类、豆类、海产品等含钙量较为丰富。补充维生素则要多吃水果和蔬菜。

孕早期每日应摄入食物量举例

主食	包括大米、面，200~250 克
杂粮	包括小米、玉米、豆类等，25~50 克
蛋类	包括鸡蛋、鸭蛋等，1~2 个
牛奶	250 毫升
肉类	包括畜肉、禽肉及动物内脏和水产类，100~150 克
蔬菜	200~400 克，其中绿叶蔬菜约占 2/3 的比例
水果	50~100 克
植物油	15~20 克

以上饮食量只是一个参考，准妈妈可以根据自己的实际情况来安排。

保证饮食卫生，避免病从口入

准妈妈在孕期时，免疫力比较低，吃到不卫生的食物就比较容易引起疾病反应。孕早期还是胎儿发育成形的关键期，准妈妈若不注意饮食卫生，还可能因为吃了携带病菌或毒素的食物，影响到胎儿的正常发育。

要保证准妈妈的饮食卫生，第一条就是尽量减少去餐馆，特别是大排档类餐馆的进食次数。尤其是夏天，病菌容易滋生，食物容易腐坏，还有蚊虫等的骚扰，更增大了外出就餐的"危险系数"。

在家饮食，则必须注意对蔬果进行细致的清洗，清除表面的农药等残留物。水果可以去皮食用。肉类一定要加工熟透后再吃，切生肉的案板要清洗后再切蔬菜和水果，最好用不同的案板。烧烤类的食物尽量不要吃，因为烧烤不当容易产生致癌物质。

最后一点是尽可能选用新鲜天然的食品，避免服用含添加剂、色素、防腐剂等的食品，如罐装食品、饮料及有包装的方便食品等。多饮用白开水，不喝咖啡、茶等刺激性饮品。

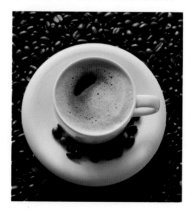

孕期要少吃或不吃的食物

大料、茴香、桂皮、五香粉等热性香料	少吃	热性香料具有刺激性，容易造成肠道干燥、便秘
芥末、辣椒、花椒、胡椒、咖喱等辛辣食品	少吃	吃多了会刺激肠胃，特别严重的还可能导致流产、早产。肾功能欠佳或血压偏高的准妈妈最好不吃
咖啡、浓茶、可乐型饮料等含咖啡因的饮料	少喝	咖啡因是危害胎儿健康的隐形"杀手"，容易引起流产或早产，而且还有可能使细胞发生变异，引起畸形
酒及含酒精的饮料	不喝	酒精会通过胎盘进入宝宝血液，造成流产及早产，更会造成宝宝的先天异常
蜂王浆、人参蜂王浆	不吃	这类滋补品中含有激素物质，会刺激子宫，还会使胎儿体内激素增加，引起产后假性早熟。而过多的激素也会使胎儿过大，给准妈妈的分娩造成痛苦
人参	仅体弱的准妈妈可少量进补	人参有"抗凝"作用，临产及分娩时服用可能导致产后出血。而且热性的食物过多食用也会扰动胎儿
桂圆	少吃	桂圆是热性食物，服用过多，准妈妈也易出现漏红、腹痛等先兆流产症状
大麦芽	少吃	大麦芽有催生落胎的作用
螃蟹	少吃	螃蟹性寒，吃多了会伤脾胃，而螃蟹有活血祛淤的作用，对胎儿不利
生鱼片、生蚝、生田螺	不吃	未烹饪熟的水产品中可能存在寄生虫和细菌，会影响胎儿的健康发育
咸肉、咸鱼、咸蛋、腌菜、酱菜等	少吃	含盐分过高，容易导致准妈妈身体发生水肿，还可能引起妊娠高血压综合征
烤肉	不吃	烤肉烤焦的外表中含有致癌物质，而里面鲜嫩的肉可能含有弓形虫，会严重损害胎儿健康，甚至引起流产、死胎或畸形

山楂	不吃	山楂对子宫有兴奋作用，会造成宫缩，可能还会导致流产
酸菜	少吃	其中所含致癌物质亚硝酸盐，会影响胎儿的正常生长发育
油条	不吃	油条中含有明矾，明矾中的铝会通过胎盘侵入胎儿大脑
含防腐剂的方便食品	不吃	防腐剂不利于胎儿的健康
冷食	少吃	过多食用会伤及脾胃，影响营养吸收。太多的冷刺激还会使口腔、咽喉、气管等部位的抵抗力下降，诱发上呼吸道感染。冷食刺激还会引起胎儿躁动不安

没补叶酸就怀孕了，要紧吗

如果准妈妈本身并不缺乏叶酸，日常饮食已经足够满足孕期的叶酸需求量，那就没什么关系。

但对于体内缺乏叶酸的准妈妈来说，最好从孕前就开始补充叶酸，怀孕后才开始补充可能为时已晚，因为胎儿的神经管闭合发生在孕早期，也就是胚胎发育的3~4周，而这时一般准妈妈还不知道自己已经怀孕了，这种后知后觉会让准妈妈错过胎儿神经管发育的最关键时期。所以，为了更好地保证胎儿的正常发育，通常妇产科医生会建议准妈妈在孕前3个月开始服用叶酸。

对此不放心的准妈妈，可以去咨询专业的孕产医生或营养医生。

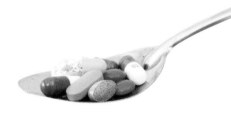

总是感到很饿，能放开吃吗

怀孕后，准妈妈的口味多少会起一些变化。在孕早期，许多准妈妈突然胃口大好，变得"爱吃"起来，这并没多大关系，想吃就吃，没必要控制自己的食欲。当然，食物最好以清淡、易消化的为主。

建议总是容易感到饥饿的准妈妈，平时随身带一些食物，饿的时候拿出来吃。但要注意别一下子吃太多，要秉着少食多餐的原则进食，不然也会损伤脾胃的功能。暴饮暴食还会影响准妈妈的健康，一定要避免。

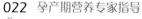
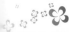

牛奶和酸奶，哪种更适合准妈妈

这要因人而异。

奶类是天然钙质的极好来源，牛奶和酸奶是最受大家欢迎的奶类。营养专家推荐准妈妈最好每天喝250~500毫升的牛奶，以满足孕期对钙的需求量的增加。而酸奶是鲜奶经过乳酸菌发酵制成的，在营养价值上不仅和鲜牛奶一样，还有抑制腐败菌繁殖、减少腐败菌在肠道中产生毒素的作用。

从营养成分上来看，酸奶和牛奶之间的差别不大，它们之间的差别最主要的还是体现在营养的吸收利用与二者的功效上。

相对而言，酸奶中的钙、磷等矿物质更容易被人体吸收。牛奶有不错的安神功效，准妈妈在孕期饮用，可以减少失眠的困扰。酸奶则含有益生菌群，对肠道非常有好处，准妈妈适当地饮用可以加强肠胃的消化吸收功能，还可以缓解孕期便秘。准妈妈可以根据自身的需要来选择。

必须说明的是，不少准妈妈可能都有乳糖不耐反应，喝了牛奶之后会发生腹泻的状况，这时最好用酸奶来代替牛奶。注意，牛奶和酸奶都不宜空腹饮用。

在妊娠中后期，准妈妈每日需要的钙摄入量又有所提高，所以建议在选择奶制品时，最好是牛奶和酸奶交替喝，这样对补钙可起到更佳的效果。

还需要提醒准妈妈的是，由于酸奶的pH值较低，某些孕早期反应强烈的准妈妈，可能会出现泛酸情况，这时就要适当地避免进食酸奶了。

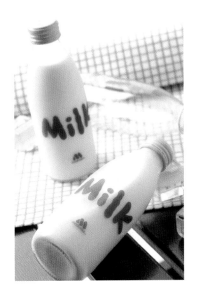

孕妇奶粉能和牛奶一起喝吗

最好不要一起喝。

孕妇奶粉是在牛奶的基础上，再进一步添加孕期所需要的营养成分，包括叶酸、铁质、钙质、DHA等，以满足准妈妈在孕期的特殊需求(但准妈妈也不要抓住孕妇奶粉大喝特喝)，既喝孕妇奶粉，又喝牛奶，这样反而会增加肾脏的负担。

其实，许多重要的营养成分，如蛋白质、脂肪、糖类、纤维等还是要从一日三餐中摄取的。以每杯牛奶250毫升为例，一般来说，孕期的准妈妈一天喝1~2杯就能补充每天所需要的钙质等营养成分了。

正餐之外，该吃点儿啥零食

怀孕之后，准妈妈的饮食又增加了不少的禁忌，薯片、烧烤、油炸食品等零食都要少吃，等到妊娠反应来了，更是看到什么油腻的东西都没胃口，正餐的进食量大大减少。为了保证营养，正餐之外的加餐，也就是零食就非常重要了。那孕期可以选择哪些既健康又解馋还富含营养的零食呢？

各种坚果，如杏仁、核桃等；各种水果，如柑橘、香蕉、猕猴桃、葡萄、樱桃、苹果、草莓等；各种干果，如杏脯、干樱桃、酸角等；各种新鲜蔬菜以及鸡蛋、全麦饼干、全麦面包，等等，都是准妈妈的好零食。如果觉得单吃起来没有吸引力，或是比较厌烦了，可以发挥你的创意，把这些零食搭配起来食用。比如水果蔬菜沙拉、自制水果酸奶、面包片卷香蕉、蔬菜卷肉片等，会让准妈妈重新喜欢上这些美味零食。

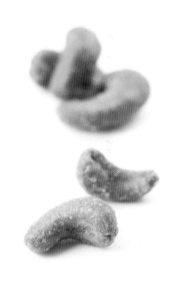

准妈妈多吃水果对胎儿皮肤更好

首先要说明，胎儿的皮肤颜色是受父母遗传基因影响的，与父母皮肤好坏有直接关系，宝宝的皮肤在怀孕的那一刻已经决定好了，并不见得是由准妈妈孕期吃的水果多少决定的。"多吃水果宝宝皮肤就白嫩"的说法，在临床上也没有证据显示。

不可否认，水果中富含维生素，多吃水果确实对准妈妈和胎儿都有很大好处。水果中丰富的维生素更是对宝宝大脑的发育起着关键作用。因此，在孕期若能坚持适量食用水果的话，对胎儿的先天素质发育是有利的。但大量无节制地吃水果会增加妊娠期胰岛素的负担，导致后来代谢异常的可能，严重的还会诱发妊娠糖尿病。

一般情况下，准妈妈每日食用100克水果就可以了，最多每天不要超过250克水果。

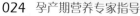

总爱吃酸的、辣的东西，怎么办

不少准妈妈在孕期都会变得喜欢吃酸味食物，这与孕期的生理变化密不可分。怀孕后，胎盘分泌的某些物质有抑制胃酸分泌的作用，影响胃肠的消化吸收功能，从而使准妈妈产生恶心欲呕、食欲缺乏等症状。酸味食物可刺激胃液分泌，促进胃肠蠕动，改善孕期内分泌变化带来的食欲缺乏、呕吐以及消化功能不佳的状况。

还有些准妈妈会在怀孕之后偏爱吃辣味食物，这也是准妈妈在孕期的生理变化所导致的。这种口味喜好的转变，可以刺激准妈妈对食物的进食欲望，让孕期的准妈妈有个更好的进食胃口，保证对营养的摄入量。

不过，不管是喜好吃酸还是吃辣，准妈妈还是要注意谨慎选择食物。喜欢吃酸性食物的准妈妈，要尽量少吃米醋、酸酒、腌渍酸菜以及酸性较大的刺激性食物。可以多吃一些枣、梨、杨梅和成熟的橘子、猕猴桃、番茄等，不但可以增加食欲，还可以避免由于便秘对子宫和胎儿造成的压力。辛辣的食物一定要少吃，否则会影响肠胃消化功能，还会加重孕期便秘。肾脏欠佳或血压偏高的准妈妈最好不要吃辛辣食物。

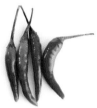

酸儿辣女的说法科学吗

这种说法是没有科学根据的。

在受孕的那一刻，胎儿的性别已经由精子中的性染色体决定了。准爸爸的精子所携带的性染色体有两种，一种携带X型染色体，另一种携带Y型染色体。受精时，携带X型染色体的精子与卵子结合，宝宝就是女孩；若Y型染色体与卵细胞结合，宝宝就是男孩。

所以，仅以口味的变化来判断胎儿的性别是毫无科学根据的。生男生女完全是随机的，无论是男孩还是女孩，都是准爸爸准妈妈的宝贝，应该以最愉快的心情来接受。

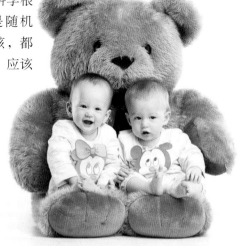

小便次数增加，少喝水可以吗

　　孕早期发生尿频属于正常现象，但准妈妈不可以因为尿频而减少饮水量。

　　因孕期代谢的需求增加，同时需水量也就有所增加。准妈妈在孕期体内的新陈代谢加速，饮水量比孕前还要稍微增加一些，每天至少要保证1600毫升的饮水量，才能满足身体的需求(也包括牛奶、汤粥或果汁)。

　　感觉尿频时，准妈妈不妨多上几次厕所，这没有关系，尽量不要憋尿。如果准妈妈觉得晚上总是起夜上厕所很麻烦，那么临睡前的两个小时尽量少喝水。还有一个减少排尿次数的方法，就是排尿时身体向前倾，可以彻底排空膀胱。

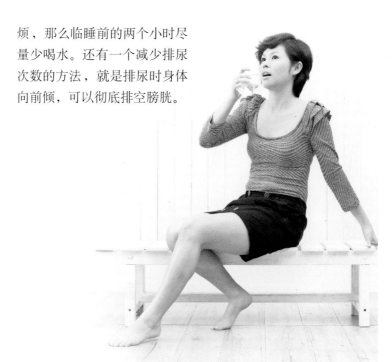

孕吐是正常的反应吗

　　孕吐是怀孕初期的正常反应。

　　孕吐主要是因为怀孕初期激素变化所引起的生理反应。怀孕初期，准妈妈的体内会分泌大量的绒毛膜促性腺激素及黄体激素来稳定胎儿着床。

　　绒毛膜促性腺激素具有抑制胃酸分泌的作用，使胃酸分泌量显著减少，这样就大大降低了消化酸的活性，从而影响孕期的食欲和消化功能，因此，孕早期的准妈妈会出现恶心、呕吐、食欲不振等妊娠反应。而中医认为孕吐是因为准妈妈怀孕后脉气太旺，引起胃气上冲所导致。此外，脾胃虚者肠胃功能不好，肝气失和则容易紧张有压力，这两种情况也容易发生孕吐。

　　体质比较敏感的准妈妈，如平常就容易晕车呕吐，到了孕期就更容易发生孕吐；情绪状况不佳的时候，孕吐的症状还会加重。到孕3月底，孕吐一般都会逐渐减轻并消失。如果此后还一直发生强烈呕吐症状，则应及时就医诊治。

怎样缓解起床后的恶心感

早晨起床后就恶心叫晨吐，是孕期的正常反应。

要缓解晨吐，首先要在心理上放松。准妈妈可以把晨吐看做是身体对胎儿生长的一种保护机制，是使准妈妈和胎儿免于食物过敏和保护胎儿器官生长不受化学药物影响的最自然的方法。这样就能避免发生晨吐，防止准妈妈情绪低落。

以下几种小方法也可以帮助准妈妈缓解孕早期的晨吐：

1 早晨起床时动作要慢。

2 在床边放一些小零食，如饼干、全麦面包等，每天在睡前以及起床前都吃一点，可以减轻晨吐。

3 吃姜也可以缓解恶心的症状。不过每天吃姜不可超过 3 次。香蕉也有不错的镇定功效，可以减轻恶心、晨吐。

4 喝水时加些苹果汁和蜂蜜，或者吃些苹果酱，可以起到保护胃的作用。

5 清晨刷牙经常会刺激产生呕吐，不妨先吃点东西再刷牙。

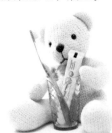

孕早期没有孕吐，正常吗

是否发生孕吐是因人而异的，并非所有的准妈妈在孕早期都会发生孕吐。所以，没有发生孕吐也是非常正常的，准妈妈不必过于担心。

如果真的对胎儿的生长发育不放心，可以在作孕检的时候咨询医生。相信医生会给你一个满意的答复。

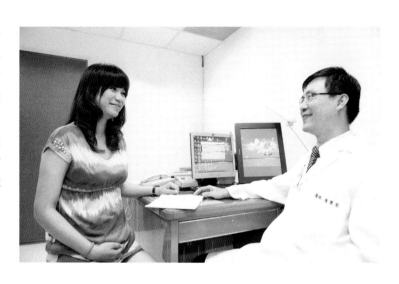

孕1~3个月
护理大讲堂

怎样判断自己是否怀孕了

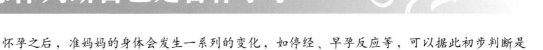

怀孕之后，准妈妈的身体会发生一系列的变化，如停经、早孕反应等，可以据此初步判断是否怀孕。

*怀孕最普遍的特征：停经

假如平时月经很准，有性生活又未采取避孕措施，那么当月经逾期10天时应怀疑妊娠。如果平时月经不准，就需要看看是否伴有其他的怀孕特征了。

*看看有没有早孕反应：恶心、呕吐

早孕反应一般表现为早晨起床后感到恶心、呕吐，部分准妈妈的早孕反应可能会持续一整天。如果准妈妈出现反常的恶心和呕吐，却吐的只是清水而已。这个时候，准妈妈应该去医院，一验尿便可知有没有受孕。

*其他怀孕早期的身体特征

基础体温升高：基础体温是指清晨睡醒后尚未起床时所测得的口腔内的温度。正常妇女的体温一般在36.8℃~37.1℃。如果月经过期，基础体温也降不下来，也许准妈妈是有喜了。

疲倦：感觉随时都会打瞌睡，有些更是在起床后数小时便又倒回床上，继续大睡。而有些是一到下午已力不从心，需要闭目养神一会儿才能继续工作。

乳房：怀孕一个月左右，准妈妈的乳房由于受到雌性激素和孕激素的刺激，两侧乳房与乳头均会有所增大、不时地发胀并伴以轻微的刺痛，乳晕的颜色会加深。

胃口、嗜好：一会儿想吃这个，一会儿又想吃那个，平时爱吃的东西突然不想吃了，以前不爱吃的东西反倒想吃。

以上方法只能作为准妈妈初步的判断，如想准确知道是否真的怀孕了，最好还是去医院作个B超检查，B超最早在怀孕5周时就可检查出来，准妈妈可从屏幕上看见子宫里幼小的胚囊。对宫外孕也能准确诊断，非常方便。

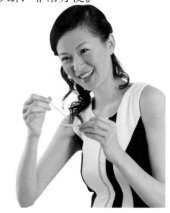

孕早期可以进行性生活吗

妊娠12周以内是流产的高发期，胚胎和胎盘正处在形成时期，胎盘尚未发育完善，如果此时受性活动的刺激，易引起子宫收缩，加上精液中含有的前列腺素，更容易对准妈妈的产道形成刺激，使子宫发生强烈收缩。而且性高潮时强烈的子宫收缩，有使妊娠中断的危险，所以应避免性生活，特别是有习惯性流产史者，更应绝对禁止。

孕期性生活中一旦发生性交腹痛，应禁止性生活。此外，在日常就有性交腹痛的准妈妈在孕期进行性生活时一定要咨询医生，谨慎性生活。

怀孕了还可以饲养宠物吗

一般在动物身上都会隐藏着一种肉眼看不见的小原虫——弓形虫，这种原虫寄生到人和动物体内就会引起弓形虫病。准妈妈如果在怀孕早期感染这种病毒，很可能会传染给胚胎状态的胎儿，容易引起死胎、流产、死产或畸形儿等严重后果。

在众多的宠物中，猫咪的粪便最容易传播弓形虫病毒。除了小动物，生肉类食物特别是猪肉、牛肉和羊肉也可能带有弓形虫。所以，准妈妈最好不要吃未熟的肉，加工生肉后、吃东西前都要洗手。

如果准妈妈在孕前就一直饲养宠物，孕期也不想离开宠物的话，就要特别注意宠物的卫生问题了。

1 在计划怀孕之前，带宠物去检查一下弓形虫病毒，防患于未然。

2 减少宠物在外游荡以及与其他动物接触的机会，特别注意不要让宠物在外面吃不干净的食物。如果自己动手替宠物清洁或喂饲时，最好先戴上手套，用完的手套也要第一时间彻底清洁或丢弃掉。当完成清洁或喂饲的工作后，切记要马上洗手。

3 不要和猫狗在同一个房间活动，不要让它们上床一起睡，接触宠物后要洗手。也不要让猫咪跳到准妈妈怀中走来走去。

4 处理宠物粪便的工作由准爸爸来代劳，若需要自己清理，那就戴手套，并且事后一定用肥皂洗手。

5 不要接触来路不明、卫生状况不明的小动物。

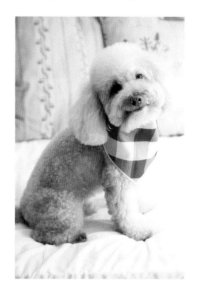

怎样选择最适用的防护服

挑选一件满意的电磁防护服，需要从面料、款式等多个方面入手。其中最重要的就是面料。

服装的面料对电磁辐射的防护起着关键的作用，目前市场上防护服装的面料主要有两种，而这两种面料的防辐射效果是有差别的。一种是用不锈钢纤维织成的，一种是碳素纤维织成的，从电磁辐射防护的角度来说，不锈钢纤维织成的面料的防护性能是要优于碳素纤维织成的面料。

防护面料的防护性能指标一般是在20~40分贝，个别做的比较好的可以做到50分贝，如果厂家说它的这种防护面料可以做到60分贝以上，这是完全不可信的。

❧ 专家指导 ❧

细心的准妈妈，可以在孕前就开始穿上防护服了。但防护服的防护能力可不是衣服上标明的100%防电磁辐射，除非这防护服裹得严严实实，密不透风，才有可能。所以，准妈妈还是要注意拉大与辐射源的距离，这是最简单有效的防辐射方法了。

怎样推算预产期

预产期就是预计分娩的日期，胎儿在宫内的年龄是以周为单位计算的。根据孕周可以判断胎儿成熟与否。从末次月经的第一天以后的280天（即40周）为孕期。

＊预产期月份的计算

如果准妈妈最后月经来潮是在3月份以后，就在这个月份上减去3，就是第二年胎儿出生的月份；如果月经来潮是在1~3月份，那么就在这个月份上加上9即是分娩的月份。

＊预产期日期的计算

在最后月经来潮的第一天日期上加上7，就得出预产期的日期。如果得数超过30，减掉30以后得出的数字就是预产期的日期。

例如：最后一次月经来潮是2011年8月15日；预产期月份为 $8-3=5$（即2012年5月）；预产期日期为 $15+7=22$（即22日）；即预产期为2012年5月22日。

＊推算预产期的目的

预产期并不能确定真正的分娩日期，在预产期的前后两周分娩都算正常。不过推算出大致的预产期，对准妈妈及时、有计划地作相应的孕期准备是非常有益的。

如何减轻孕吐的症状

虽然没有办法从根本上阻止孕吐，但是，只要准妈妈在饮食和生活习惯上作一点小小的调整，就可减轻孕吐的难受感觉。

1 少吃多餐，避免空腹。可以将一日三餐改为每天吃上5~6次，每次少吃一点。或者每隔2~3个小时就吃点东西。

2 茶、柠檬水或甜的碳酸饮料有助于平息反胃的情况。但不要在进餐的同时喝，而应在餐前半小时或餐后半小时喝。

3 要多喝水，吸收足够的水分才能避免因呕吐造成的脱水。

4 饮食要清淡，避免吃太油腻或辛辣的食物。

5 疲劳、剧烈运动、嘈杂的环境等都会加剧孕吐情况。准妈妈一定要注意休息，运动要轻量，环境也要安静。可以缓慢地散步，减轻恶心的感觉。

6 室内最好保持空气清新，温度也要适宜。气温过高也会加重恶心、呕吐。

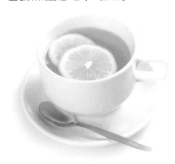

孕期该如何护理私密处

准妈妈要注意保持私密处的干净清爽，勤换内裤，保持外阴清洁，避免交叉感染等。

1 保持外阴清洁，每天用温开水清洗外阴2~3次。切忌将手指伸入阴道内掏洗，也不要用碱性皂清洗阴道，这样会使阴道呈碱性，利于致病菌的侵入与繁殖。（水温要适度，最好是100℃的开水冷却到45℃左右后再使用。）

2 为了防止交叉感染，必须准备专用的水盆及浴巾，以清洗外阴。用盆洗外阴时，应由前向后洗，注意不要把脏水灌入阴道内。（如果准妈妈阴部有发炎现象，在淋浴时，切忌使用肥皂或含有香精成分的刺激性用品，也不可使用过热的热水淋浴，以避免加剧红肿或瘙痒的症状。）

3 勤换内衣、内裤，洗净的衣裤不要放在阴暗角落晾干，应放在太阳底下暴晒。内裤的洗涤最好用中性肥皂单独清洗，不要和其他衣服一起洗。

4 大便后，要从前面向后面揩拭，避免将肛门周围的残留大便或脏物带入阴道内。

5 不要穿着太紧的裤子或裤袜，尽量保持通风干燥。

6 准妈妈在洗好澡过后，别急着穿上内裤，可穿上宽松的长衫或裙子，等阴部风干后，再穿上内裤，这样可以有效地预防阴部瘙痒。

孕妈妈明眸照护三原则

很多孕妈妈怀孕期间常感觉视力变差或眼睛特别容易干涩，看一下电脑就感到不适，这是因为怀孕使得角膜的弧度和近视度数有些改变，必须等生产后才会逐渐恢复，所以怀孕期间一直到生产后，都要特别注意眼睛的照护。

*孕妈妈为什么视力变模糊

有些妈妈怀孕后觉得视力变模糊，孕妈妈视力模糊有很多是因为近视度数改变所造成的；也有因怀孕造成的妊娠糖尿病、妊娠高血压，血糖及血压控制不好所导致；部分病人在怀孕前就有糖尿病或高血压这些疾病，怀孕后病情加重也会影响视力。如果原本就有青光眼，怀孕后使眼压可能会改变，也应该要请医师检查再决定是否需要调整用药。

更多孕妈妈的眼睛不适是因为怀孕造成角膜弧度改变，加上配戴隐形眼镜，使弧度变大而引起眼睛干涩、视力模糊；尤其是目前网络普遍，很多上班族孕妈妈必须长时间使用电脑，都会加重眼睛干涩及视力模糊的程度。

*眼睛不适要立刻就医诊断

由于一般人很难自我判断，因此，无论任何原因造成眼睛干涩、视力模糊，孕妈妈都应该请眼科医师诊断以找出原因，才是最保险的做法。

我们都知道戴隐形眼镜容易引起干眼症，而怀孕后激素的改变，会改变角膜弧度而加重干眼症的程度；如果只是单纯干眼症，治疗后就不会有问题，通常生产后激素会逐渐恢复正常，等到第一次月经来的时候，视力会恢复大部分，不过产后妈妈若因为照顾宝宝睡眠不好，会使干眼症更严重，因此妈妈更要注意自己的双眼健康。

糖尿病患者也一样，孕妈妈有可能会因怀孕使视力问题恶化，因此，建议只要有问题就要先看医生，再依据医师建议决定后续是否要再追踪检查，例如糖尿病患一年要检查一次眼睛，但是糖尿病孕妈妈就医次数可能要更频繁。

*孕期尽量远离危险因子

因怀孕激素改变影响到视力，是无法事先作预防的，不过建议孕妈妈可远离一些危险因子，主要原则包括：

1 减少配戴隐形眼镜。隐形眼镜容易使角膜弧度改变，是孕期中影响视力的主要危险因子之一。

2 少看电脑。电脑会加重近视、干眼的程度，使孕妇

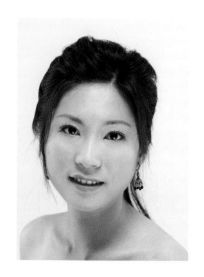

感到不适。

3 预防糖尿病、高血压。糖尿病、高血压容易使视力变差，尤其原本已有这些疾病，怀孕后更会影响到视力。所以应该定期由医师诊断，并从饮食的调整，帮助达到血糖、血压的控制。

孕妈妈视力的恢复多要等到产后第一次月经来的时候，不过也有少数人因疏于照顾而无法恢复到以往的视力，例如孕妈妈因为角膜弧度改变，又配戴隐形眼镜，进而产生不适，这时候却一再隐忍，最后出现角膜溃疡，很可能导致视力方面永久性的伤害。

又如糖尿病控制不好，导致视网膜病变，甚至玻璃体积血，将使视力严重受影响；或高血压未得到很好的控制，也可能造成视网膜剥离，这些都是临床中曾发生的案例，所以对于眼睛的问题,孕妈妈千万不可忽视或隐忍。

＊孕妈妈避免配戴隐形眼镜

孕妈妈因眼睛干涩或视力不佳而就医，医师会先测视力、量眼压，再检查视网膜，看是否可能有糖尿病、高血压问题，以及有无视网膜出血或剥离情形，如果原本有青光眼，这时候医师会帮忙监测，并评估是否在用药方面要作些调整。

对于最常见的干眼症，医

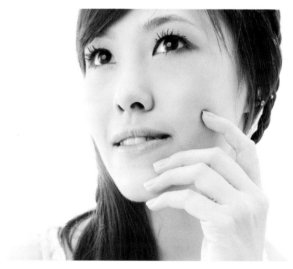

师先给予人工泪液，如果未见改善，建议孕妈妈避免戴隐形眼镜，或减少配戴次数，至于是否要完全禁止配戴，或每天可戴多长时间，还是要由医师给予专业的建议。

孕妇常因身体不适、睡眠不佳而特别容易疲累，这时候眼睛也比较干，所以建议这段期间最好配戴一般眼镜。

专家指导

眼睛泪水具杀菌以及冲刷脏污的功能，如果配戴隐形眼镜使得眼睛干涩，本身清洁功能就会降低，若再加上不当使用隐形眼镜清洁用品，更容易让眼睛受伤，因此，如果不是使用每日抛隐形眼镜，一定要作好隐形眼镜的清洁保养。而且孕妈妈如果戴了不舒服，可能摆放在清洁液中好几天，万一蛋白质未清洁干净，或浸泡的溶液不具抗菌功效，再配戴时很容易引发角膜溃疡，里头已经滋生细菌而伤到眼睛。

因此，怀孕期间最好还是配戴一般眼镜，或使用抛弃式隐形眼镜，如果经济不允许，记得配戴的隐形眼镜要彻底地作好清洁，特别是怀孕期间到生产后，都不能忽视眼睛的照护。

孕 1~3 个月的
关键饮食

生姜羊肉粥

功效： 具有温中散寒、回阳通脉之功，可以治疗恶心、呕吐，很适合孕吐厉害的准妈妈。

材料： 羊肉 100 克，大米 150 克，生姜 3 片，盐 1 小匙，鸡精少许，胡椒粉少许。

做法：

1 将羊肉洗净，切成薄片备用；生姜去皮，切丝或末备用；大米淘洗干净备用。

2 在瓦煲里注入适量清水，烧开，下入大米，用小火煲20分钟左右。

3 加入羊肉片、生姜，调入盐、鸡精、胡椒粉，用小火煲30分钟左右即可(煲的过程中不要搅动)。

姜末拌脆藕

功效： 可以补充丰富的碳水化合物、维生素C、蛋白质及钾等营养素，还具有强身止吐的功能。

材料： 嫩脆藕250克，生姜15克，香菜茎10克，香油5~10滴，盐1小匙，白糖、白醋各少许。

做法：

1 嫩脆藕去皮，切成薄片，用清水冲洗干净；生姜去皮切末；香菜茎洗净切末备用。

2 锅中加适量水，用旺火烧沸，投入藕片汆一下，迅速捞出，放到凉开水中浸凉。

3 将藕片、姜末放到一个比较深的碗里，加入盐、白糖、白醋拌匀，静置5分钟。

4 加入香菜末、香油，再次拌匀，盛入碟中，即可食用。

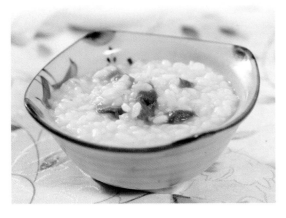

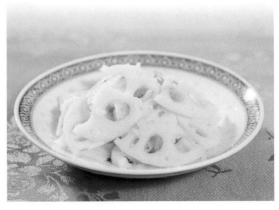

甜椒牛肉丝

功效：可以促进消化，增强食欲，预防便秘。

材料：牛肉 200 克，柿子椒 200 克，嫩姜 25 克，蒜苗段少许，酱油 15 克，甜面酱 5 克，淀粉 20 克，盐 1 小匙，鸡精少许，高汤、植物油各适量。

做法：

1 牛肉去筋洗净，切成0.3厘米粗的丝，加少量盐、淀粉拌匀，腌10分钟左右；柿子椒、嫩姜分别洗净切丝。

2 将酱油、鸡精、高汤、淀粉放入一个干净的碗里，调成芡汁。

3 锅中加入植物油，烧至六成热，下入椒丝炒至断生，盛入盘内。

4 锅中重新加油，烧至七成热，下入牛肉丝炒散，放入甜面酱，炒至肉丝断生，再放入椒丝、姜丝，炒出香味，烹入芡汁，翻炒均匀。

5 加入蒜苗段，翻炒均匀即可。

清蒸大虾

功效：能够温补肾阳，促进胎儿的生长。虾中含有丰富的钙质，让准妈妈在孕早期就能储备足够的钙，满足胎儿的骨骼发育需求。

材料：带皮大虾500克，海味汤50克，香油10克，料酒15克，酱油15克，醋25克，鸡精少许，葱、姜各适量。

做法：

1 将大虾洗净，剁去腿、须，摘去沙袋、沙线和虾脑；葱切条备用；姜一半切片、一半切末备用。

2 将虾段摆入盘内，加入料酒、葱条、姜片、海味汤，上笼蒸10分钟左右。

3 拣去葱、姜，取出装盘。

4 用醋、酱油、姜末、香油、鸡精兑成调味汁，供蘸食。

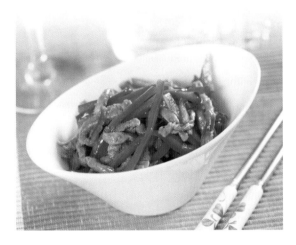

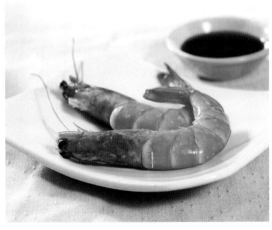

奶汁白菜

功效：可以补虚损、润肠道、益脾胃，特别适合早期妊娠反应比较重的准妈妈们食用。

材料：大白菜250克，鲜牛奶50克，火腿15克，高汤100克，盐、鸡精、水淀粉、香油、植物油各适量。

做法：

1 大白菜洗净，切成4厘米长小段备用；火腿切成碎末备用。

2 锅中加入植物油，烧至五成热，倒入大白菜，用小火缓慢加热至白菜变干后捞出。

3 另起锅加入高汤、牛奶、盐烧沸，倒入白菜烧3分钟左右。

4 用水淀粉勾芡，撒入火腿末，加入鸡精，淋少许香油装盘即可。

补脑鱼头汤

功效：鱼头和豆腐都是高蛋白、低脂肪和高维生素的食品，可以健脑益智，对胎儿的大脑发育尤为有益。

材料：胖头鱼头1个（约1000克），豆腐200克，枸杞20克，盐1大匙，料酒1小匙，姜丝、葱段、植物油各适量。

做法：

1 将鱼头除去鳞、鳃，洗净，剁成小块；豆腐切成块备用；枸杞用水泡发，洗净备用。

2 锅中加植物油烧热，下入葱段爆香，放入鱼头炒几分钟，喷入料酒，然后加入姜丝和适量清水(以没过鱼头为度)，用大火熬煮。

3 待汤呈乳白色时，加入豆腐、枸杞和盐，用小火煮5分钟即可。

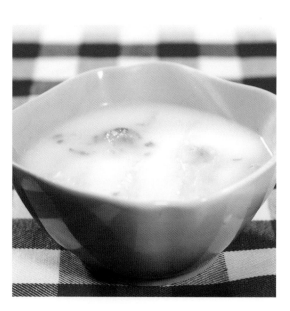

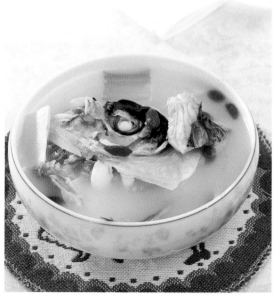

酸菜鱼

功效：鱼肉含丰富优质蛋白，并能供给人体必需的氨基酸、矿物质、维生素 A 和维生素 D；而酸菜中的乳酸能开胃提神、增进食欲、帮助消化，还可以促进人体对铁元素的吸收，让孕早期的准妈妈有个好胃口，还能保证营养。

材料：草鱼 1 条（600~1000 克），酸菜半棵，鸡蛋清 1 个，泡辣椒末 25 克，花椒 10 粒，姜片、姜粒、蒜片、蒜粒、葱花、葱段各少许，料酒 4 小匙，淀粉 1 大匙，盐、鸡精、胡椒粉、植物油各适量。

做法：

1 将鱼宰杀洗净，头剖开，用刀取下两扇鱼肉，斜刀改成薄片，鱼骨切成块；酸菜洗净切薄片；鸡蛋清与淀粉调成蛋清淀粉备用。

2 鱼片加盐、姜片、葱段、料酒腌渍片刻，再用蛋清淀粉拌匀。

3 锅置火上，放油烧至五成热，放入鱼片滑至断生捞起，锅内留底油，下花椒、酸菜、泡辣椒末、蒜片炒香，加适量清水，放入料酒、盐、鸡精、胡椒粉熬出味，再下鱼头、鱼骨煮入味捞起盛盆内；再下鱼片煮 1~2 分钟，连鱼带汤倒入盆内，撒上姜粒、蒜粒和葱花。

4 另起锅，下少许油烧至五成热，均匀淋于盛鱼的盆内即可。

油豆腐烧油菜

功效：可以健脾养胃、宽肠通便、疏理气血，很适合孕早期的准妈妈食用。

材料：油豆腐 50 克，油菜 200 克，盐 3 克，白糖 2 克，淀粉 2 克，料酒、酱油、植物油各少许。

做法：

1 油菜洗净，将梗和叶分开，切段备用；油豆腐切成小块备用；将淀粉用适量水调匀备用。

2 锅内加油烧热，下入菜梗煸炒几下，加盐，再下入菜叶稍炒。

3 放入油豆腐，翻炒几下，加入酱油、料酒和少许水，烧开。

4 加入白糖稍煮一会儿，用水淀粉勾芡，即可出锅。

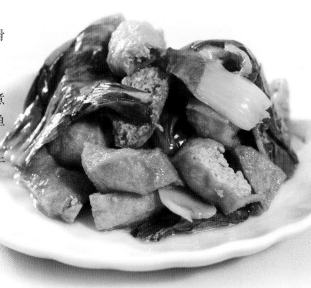

番茄炒虾仁

功效： 虾仁含丰富的优质蛋白质和钙质，番茄则富含多种维生素，搭配食用可以满足身体的营养需求。酸味的番茄还能开胃补肾，对孕早期的准妈妈颇有益处。

材料： 虾仁 300 克，番茄 250 克，豌豆 50 克，鸡蛋清 1 个，水淀粉 1 大匙，葱末、姜末各少许，盐、鸡精、料酒、白糖、熟油各适量。

做法：

1 虾仁洗净，放碗内加盐、料酒抓匀，加蛋清、水淀粉上浆。

2 番茄用热水烫后剥皮，去子，切直径 1 厘米左右的丁。

3 锅置火上，放油烧热，放入虾仁过油后捞出备用。

4 锅内留底油，加葱末、姜末炒出香味，加入番茄丁煸炒，随即加入盐、鸡精、白糖、虾仁，用水淀粉勾稀芡，加豌豆炒熟，淋上熟油即成。

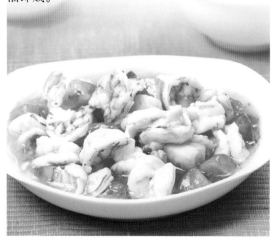

草莓绿豆粥

功效： 色泽鲜艳，甜香适口，还有清热解毒、消暑利水的作用，特别适合夏天食用。水果的酸甜口味还可以让准妈妈有更好的食欲。

材料： 草莓 250 克，糯米 250 克，绿豆 100 克，白糖适量。

做法：

1 将绿豆淘洗干净，用清水浸泡 4 个小时左右；草莓洗净，择去蒂，切成小块备用。

2 将糯米淘洗干净，与泡好的绿豆一起放到锅里，加入适量清水，用大火煮开，再用小火煮至米粒开花、绿豆酥烂。

3 加入草莓、白糖，搅拌均匀，稍煮一会儿即成。

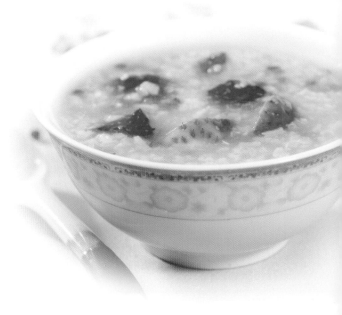

阳光番茄奥姆蛋

功效：番茄中的茄红素及维生素 C 有抗氧化的效用，莴苣及芦笋则富含维生素 A 及纤维，能帮助身体新陈代谢；而蛋及肉皆含有 B 族维生素，促进能量的代谢，让身体充满活力。

材料：A：奶酪丝 100 克，火腿片丝 100 克，黄红椒丁 100 克，蛋 6 个，鲜奶、色拉油、盐、黑胡椒粉适量；B：莴苣与番茄都切片取适量，芦笋 3 棵；C：香草色拉酱、低卡美乃滋、柠檬汁、普罗旺斯香草；D：鸡块（炸好备用）。

做法：

1 将材料A的蛋充分打匀成蛋汁，分 4 份使用；倒入平底锅快速搅拌成糊半凝固状，加入奶酪丝、火腿片丝、黄红椒丁，卷成蛋包卷，煎至两面金黄即可。

2 将所有处理好之食材摆盘，淋上色拉酱。

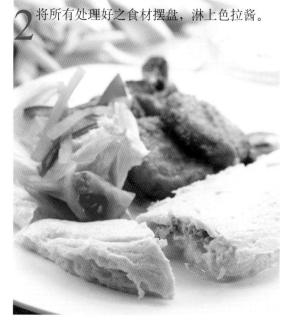

肉桂香法式吐司

功效：吐司面包及蜂蜜能维持体内的血糖恒定，让早起的妈妈不再感到昏昏沉沉；蛋及牛奶所含的钙及蛋白质提供了人体所需要的营养，是妈妈们必备的营养来源。

材料：A：蛋 4 个，牛奶 200 毫升，糖粉 20 克，盐 1/2 匙，肉桂粉 1/2 匙，B：吐司面包 8 片，C：蜂蜜 60 克，肉桂粉 1/2 匙，糖粉 2 匙，色拉油适量，奶油适量。

做法：

1 材料A混合打匀过滤。

2 吐司对角切成三角形，浸入材料A，两面都要充分浸到。

3 平底锅加热放入色拉油、奶油，中小火煎吐司至两面金黄。

4 摆盘，撒上肉桂粉、糖粉，淋上蜂蜜。

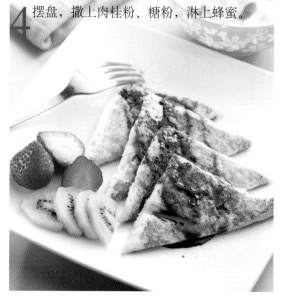

海苔鱼排饭团

功效：饭团中的淀粉提供了充足糖类来源；肉类中的蛋白质及 B 族维生素则提供了最重要的活力来源！一开始还不习惯吃饭团的妈妈，可以在饭团中放入紫苏梅，不但能增进食欲，唾液的分泌也能帮助营养素的消化吸收。

材料：白饭 1 碗（约 100 克），鱼排约 50 克，油 50 克，海苔片 2 片，什蔬香松 30 克，盐适量，黑胡椒粉适量，紫苏梅适量。

做法：

1 取白饭分成两等份整形成圆饼状，将鱼排作为中间夹层，整形成饭团状，取海苔片剪成饭团的形状大小围边用。

2 将做法 1 的鱼排饭团蘸上什蔬香松、盐、黑胡椒粉及紫苏梅，剪好的海苔长条围边即可。

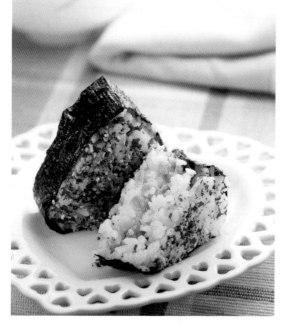

台式肉粥

功效：绞肉仍提供了活力充沛所需的营养素；胡萝卜中的 β－胡萝卜素具有抗氧化的效用，香菇中的多醣体也能增强妈妈们的抵抗力，是一道简单但非常有营养价值的早餐。

材料：绞肉 200 克，虾米 1 大匙，米饭 2 碗，红萝卜 1/4 条，香菇 3 朵，芹菜 2 枝，香菜 2 棵，水 7 碗，葱香汤头粉 5 匙，胡椒粉 1 小匙，植物油少许。

做法：

1 将红萝卜及香菇洗干净后切丁备用；芹菜、香菜切末备用。

2 锅中放油将绞肉拌炒开至熟，再加入虾米拌炒爆香。

3 放入水煮开加入红萝卜丁、香菇丁，烹煮至食材熟透后，放入米饭熬煮成粥。

4 最后加入小磨坊葱香汤头粉及胡椒粉调味即完成。

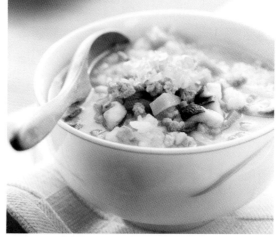

鲜蔬红枣烩鸡丁

功效： 孕期应多摄取蔬果等天然纤维质，可视个人喜好佐以蔬菜，如花椰菜、甜椒、笋子、苹果等，多吃蔬果可减少产前焦虑；搭配红枣及鸡肉等属性温和食材，较易消化；红枣亦具镇定心神的效果。

材料： 红椒 15 克，黄椒 15 克，绿花椰 25 克，玉米笋 20 克，蒜头 1 颗，去骨鸡腿肉 300 克，鸡骨高汤 1 杯，红枣数颗，盐，淀粉少许，糖少许。

做法：

1 红枣去子、去蒂后泡水；鲜蔬切块氽烫备用。

2 去骨鸡腿肉切丁，氽烫至半熟备用。

3 蒜碎爆香，加入红枣及高汤略烧煮。

4 加入步骤1、2拌炒至熟，调味、勾薄芡收汁即可起锅。

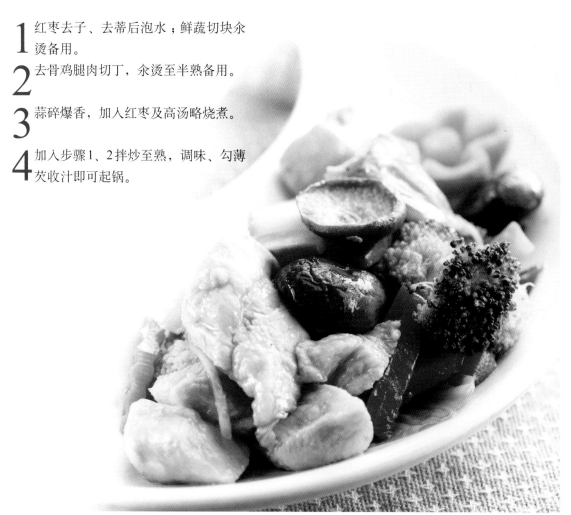

红豆燕麦紫米粥

功效： 红豆的铁质含量相当丰富，具有很好的补血 功能；燕麦所含丰富的纤维素有润 肠通便的作用；紫米含有丰富的 B 族维生素，有助新陈代谢。

材料： 红豆 50 克、燕麦 30 克、紫米 1 杯，黑糖、冰糖各适量

做法：

1 红豆洗净后，以清水浸泡约 1 小 时，沥干备用。

2 燕麦以清水洗净备用。

3 紫米洗净后，以清水浸泡约 30 分钟，沥乾备用。

4 取一汤锅，将所有材料倒入锅内 煮沸后，转中小火煮约 30 分钟，焖约 20 分钟即可开锅食用。

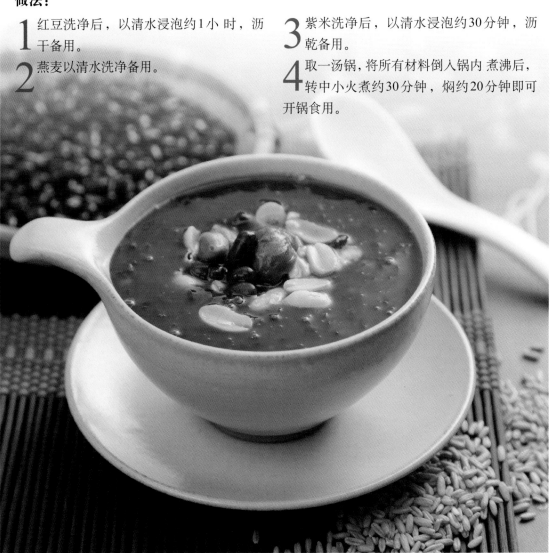

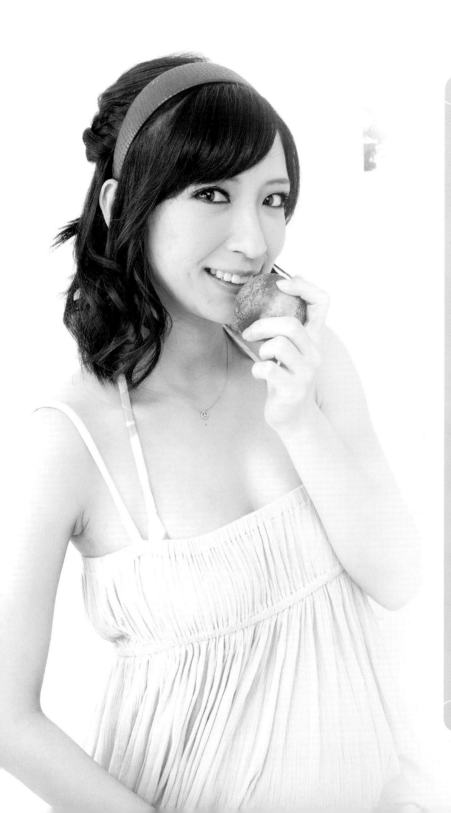

第 3 章

规划好胎儿高速发育关键期（孕 4～7 个月）

孕 4~7 个月
准妈妈身体变化与胎儿发育状况

孕4~7个月准妈妈身体变化

令人高兴的是，早孕反应期终于过去了，准妈妈终于可以有个好胃口。准妈妈的腹围也在悄然增长，已经很有孕妇的模样了。不过体重的急剧增加和隆起的腹部会破坏准妈妈的整体平衡，使准妈妈容易感到疲劳，并会出现腰酸背痛的现象。

令人沮丧的是，由于体内新陈代谢旺盛，准妈妈的皮肤容易变得粗糙，妊娠纹、妊娠斑也可能会相继来报到，甚至还会出现水肿和静脉曲张等孕期的不良反应。但是不必紧张，合理的饮食护理和营养搭配，再加上生活上的细心护理，准妈妈一样可以尽早摆脱这些孕期不良反应的困扰。

加油吧，准妈妈！

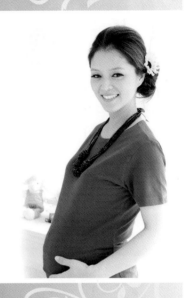

孕4~7个月胎儿发育状况

孕中期是胎儿生长发育速度增快的时期。这时候胎儿的内脏系统进一步发展和成熟，各种生理功能得到了进一步加强，大脑的发育更是出现了飞跃性的进步：不仅重量增加，脑细胞的数量也开始迅速增加，并开始出现初步的大脑功能，如已经有发达的知觉能力，开始聆听自己周围的声音，并对听到的声音作出反应，而且有了处于萌芽形态的记忆意识。

到第7个月末，胎儿的脸上、身上会长满胎毛，全身覆盖着胎脂，皮肤由暗红转为深红，皮下脂肪较前几个月也有所增多，眼睛已经能够睁开，骨骼及肌肉系统的发育进一步成熟，胎动也越来越频繁。男胎儿的睾丸开始下垂，女胎儿的大小阴唇也明显可见。

这一切变化都会让准妈妈和准爸爸欣喜不已，不管是多么的辛苦，也不管有多大的身心压力，只要胎儿健康成长，一切都是值得的。

孕中期每日饮食安排

孕中期(孕4~7个月)，胎儿特点是骨骼肌肉开始发育，不过体重增长仍然比较缓慢(相对于孕晚期而言)。整个孕中期，胎儿的体重大约每周增加85克，所以，准妈妈的体重也不能增长过速。虽然过了孕早期的早孕反应阶段，准妈妈仍然不可以大吃特吃。当然，想吃的东西也不要控制和压抑，只要做到不暴饮暴食就可以了。

此外，还要着重补充两种矿物质，一是钙，二是铁。

在这段时间，胎儿的骨骼肌肉生长发育需要大量的钙，胎儿牙齿的萌芽也开始发育了，所以一般在孕4个月之后强调补充适当的钙剂。中国营养学会建议孕早期每日钙的摄入量为800毫克，孕中期每日1000毫克，孕晚期和哺乳期每日1200毫克。准妈妈一定要多吃富含钙质的食物(奶类、奶制品、豆制品、鱼、虾等)。

强调在孕中期补铁，是因为准妈妈的血容量增加了，需要补充铁质来防止贫血。此外，还可以为宝宝出生后作好铁的储备，避免新生儿发生贫血。中国营养学会建议孕中期每日铁的供给量为25毫克。准妈妈应当多吃含铁丰富的食物，如动物血、红肉类、肝脏、菠菜等。同时，补充维生素C以利于增加铁的吸收。此外，严重缺铁的准妈妈可在医生的指导下补充铁剂。

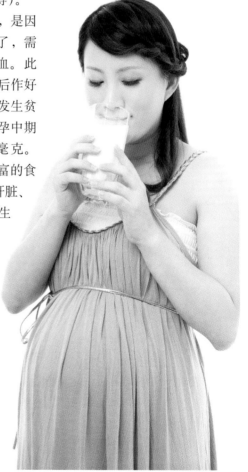

孕妈妈进补须知

✳ 孕妈妈也可以进补吗

自古以来，汤品一直是中国饮食文化中重要的一部分，不仅能保暖、润喉，若是添加适当的药材，更能调节身心、强体养魄。前人结合许多对人体有益的药材与食材，发展出食补的概念，于是每年只要一到冬天，大家就会努力进补，坊间也顺势推出所谓的养生、补益食谱；但也因为中药材种类多，搭配起来的食谱也相对繁复，每道食谱更有其不同功效及适应证；尤其是怀孕的妈妈，虽然可以进补，但在怀孕的不同阶段（初、中、末期）各有不同的体况与条件下，进补食材的选择更应该要谨慎小心。

✳ 怀孕初期 加强脾胃

在怀孕初期，也就是怀孕的第12周以前，此时妈妈可能还在适应刚怀孕造成的生理、心理转变，因此较容易产生不稳定的情绪及体况，这时候在饮食方面最需多加费心！

怀孕初期的妈妈，较不宜食用大热、大寒的食品，像是含有榴莲、冰品及一些瓜类等偏性较大的食材都要尽量少吃。除此之外，有些孕妈妈消化系统的运作会变得比怀孕前差，有这类情况的妈妈，可选用陈皮、橘皮、砂仁或是橘皮竹茹汤来运脾，再以山药、莲子肉、银耳等来补润脾胃，复方则较常见用加味逍遥散或香砂六君子汤来强化脾胃的功能。

✳ 怀孕中期 不宜食用偏寒食物

怀孕中期，相较于初期，准妈妈的状况较为稳定，主要是由于怀孕的时候，容易转变成较燥热的体质，不仅身体代谢变快，对于较寒冷的天气与温度，反应也比怀孕前来得迟钝；但是仍然要尽量避免偏寒凉性质的食物（如：冰品、瓜类、绿豆、白萝卜等），以减少子宫收缩或间接造成母体盆腔循环不良。

✳ 怀孕末期 补筋骨、润心肺

怀孕末期（即第29~40周）的孕妈妈，这时已有明显突起的肚子、脊椎曲弓加大、易喘、忽冷忽热，甚至会有水肿的状

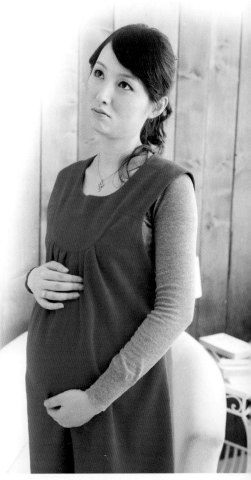

况出现，造成孕妈妈容易筋骨酸痛及心肺功能相对不足。这时候除了前段所提及的偏寒凉食物不宜食用外，香蕉也不适合多吃，虽然香蕉富含许多营养素，但若其中的某些成分摄取过多(如：镁、B族维生素等)，人体反而会产生肌肉协调失衡或肌酸留滞，因此建议筋骨酸痛的孕妈妈不要食用过多。

孕妈妈们可以选用杜仲粉、党参、独活、桑寄生等药材熬制成的独活寄生汤，以减缓腰酸背痛所带来的困扰；心肺功能较差的妈妈，则可食用麦门冬、红枣或是生脉散(党参、麦门冬、五味子等)。

＊坊间的进补适合孕妈妈吗

坊间许多店家喜欢趁着冬天，推出养生、药膳锅等吸引消费者，这时候孕妈妈就要特别注意了！不只烧酒鸡、十全排骨、姜母鸭、羊肉炉不宜吃太多，还要尽量避免食用有添加高丽参、当归、牛蒡子等药材的餐饮。

药材中的当归、川芎，有活血功效，常被用来调理月经，但建议孕妈妈不要吃太多，以免引发动血、出血的情况；还

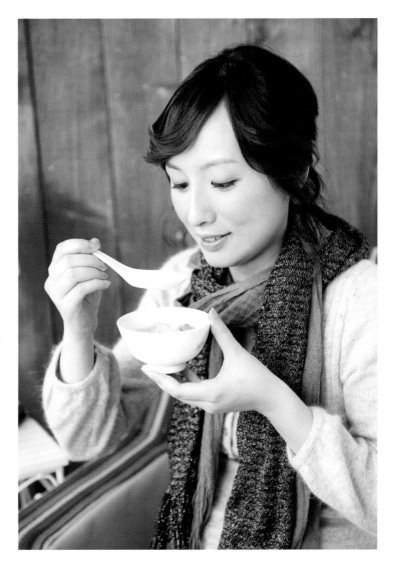

有隶属高贵药材的高丽参，食用过多可能会导致孕妈妈在产后初期，出现乳汁减少分泌的状况；而具有散热疗效的牛蒡子与杏仁则可能造成动胎、滑胎，甚至流产的状况，也不建议多食。

孕妈妈在进补时一定要多留意添加的食材，尤其要避免重口味、辛辣的料理，若孕妈妈对于食材的选择上有任何问题也可以直接咨询中医师。(注：牛蒡子与牛蒡不同，牛蒡可食。)

* 医生推荐的简易料理

看了这么多注意事项，许多孕妈妈对于出外进补可能心存顾忌，为了方便想补充营养却又担心误食禁忌药材的孕妈妈，推荐两道简单的食谱给准妈妈们，让准妈妈在闲暇之余也可以亲自动手制作，好让自己吃得安心、放心！

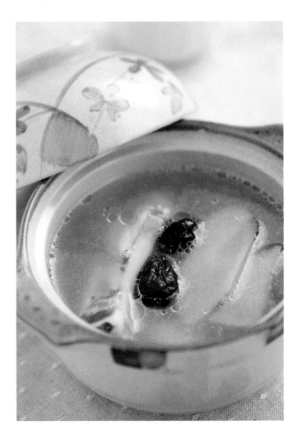

杜仲首乌药膳(一人份)：

杜仲	3钱
枸杞	3钱
首乌	3钱
排骨、鸡肉	适量

将药材及适量的水放进电饭锅中炖煮至少一小时即可。

主要功效在于汤的部分，有手足冰冷、腰膝酸痛问题的孕妈妈可喝，也有软便、帮助排便的功效。

龙眼柏仁药膳(一人份)：

夜交藤	2钱
龙眼肉	2钱
柏子仁	2钱
排骨、鸡肉	适量

将药材及适量的水放进电饭锅中炖煮至少一小时即可。

主要功效在于汤的部分，孕期容易烦躁、多梦、口干舌燥等情形的孕妈妈可以食用。

◆ 专家指导 ◆

其实孕妈妈只要多了解自己的生理状况，平常生活再多花一些心思去留意，就能减少孕期所带来的不适，快快乐乐地迎接小宝宝的来临！

进补虽然能够保暖身体，并针对病症采取较西药温和的调养与滋补，但还是要提醒孕妈妈适量即可，可别太贪心补过头，不仅上火、影响孕妈妈的体重，间接也可能会对体内胎儿产生不良的影响！

胎儿大脑发育必需的营养素

胎儿大脑发达必须具备3个条件：

1.大脑细胞数目要多。

2.大脑细胞体积要大。

3.大脑细胞间相互连通要多。

这三点缺一不可。要想满足这3个条件，就不能忽视以下营养素：

营养素	对大脑的作用	食物推荐
脂肪	占脑重的 50%~60%，在大脑活动中起着不可代替的作用。其中对大脑发育最重要的脂质是不饱和脂肪酸、卵磷脂	食用油、核桃、鱼、虾、动物内脏
蛋白质	含量占脑干的总重量的 30%~35%，是人的大脑复杂智力活动中不可缺少的基本物质，缺乏会引起胎儿大脑发育障碍，影响智能水平	肉、动物内脏、鱼、虾、蛋、乳类、豆类食品、谷类、坚果等
糖类	是大脑活动能量的来源，具有刺激大脑的活动能力的作用	白糖、红糖、蜂蜜、甘蔗、萝卜、红薯、大枣、甜菜及水果
维生素 A	可以促进脑的发育，缺乏会导致智力低下	肝脏、鱼、海产品、鸡蛋、牛奶
B 族维生素	是通过帮助蛋白质代谢而促进脑活动	芦笋、杏仁、肉、蛋、花生、牛奶、动物肝脏、五谷杂粮、绿叶蔬菜
维生素 E	具有保护细胞膜的作用，还能防止不饱和脂肪酸的过氧化	坚果、植物油、麦芽、谷物、新鲜绿叶蔬菜、动物内脏、豆类、蛋黄、瓜果、瘦肉、花生等
维生素 C	在胎儿脑发育期起到提高脑功能敏锐度的作用	樱桃、猕猴桃、西蓝花、草莓、柿子、柠檬、番茄、苦瓜等
钙	具有保证大脑正常工作以及对脑产生异常兴奋起到抑制，使脑细胞避免有害刺激的作用	牛奶、乳酪、绿色蔬菜、大豆、小鱼干、芝麻等
碘	是胎儿神经系统发育的必要原料	碘盐及海带、海蜇、紫菜和淡菜等海产品

中午吃工作餐，能保证营养吗

准妈妈外出饮食最担忧的是两个问题，一是卫生，二是营养。工作餐往往比较简单，而且营养方面也不太讲究，更有一些不太健康、容易导致发胖的饮食。准妈妈吃工作餐的时候一定要善于"去粗取精"，选那些营养、健康的食物来食用。食物还要注意多样化，如果工作餐比较单调，就应该把早餐和晚餐做得更丰富些，以满足一天的营养需求。

还有一个很好的方法，就是多带些营养的零食来，在两餐之间食用，比如坚果、牛奶、酸奶、新鲜水果等。容易饥饿的准妈妈要记得带些全麦饼干或者面包之类的食物，饿了就吃点。还有两点比较重要：

1 即使工作再忙，也不要边工作边进食，这样不仅工作无法专心，边工作边狼吞虎咽地吃东西还会降低身体的消化吸收功能。吃饭要细嚼慢咽，让食物比较容易消化。

2 定时进餐。上班族吃饭经常不定时，午餐一等就往往等到下午3点，导致午餐变成热量高、较无营养的零食。一旦养成习惯，就会造成恶性循环。假设下午3点吃午餐，正常晚餐时间又没有食欲，一拖再拖，连生物钟都跟着受到影响。

肚子有点儿小，是营养不够吗

怀孕期间，肚子的大小跟营养的关系不是太大，而是跟准妈妈本人的体形以及子宫的位置有关。

由于每位准妈妈的子宫位置可能向前倾、向后倾，再加上高矮胖瘦各不相同，因此相同的妊娠月份肚子大小看上去不会都是一样，胎儿的大小由医生根据子宫的高度、腹围、腹部检查来评估，如医生确实觉得你的"肚子"小，会建议你进行B超检查进一步评估胎儿的生长发育，如果胎儿一切正常就没问题，不必过于担心。

以下是孕中期之后的腹围参考标准，准妈妈们可以作一个对照。

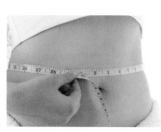

单位：厘米

孕月	腹围下限	腹围上限	标准
5	76	89	82
6	80	91	85
7	82	94	87
8	84	95	89
9	86	98	92
10	89	100	94

吃鱼可以让宝宝更聪明吗

吃鱼可以让宝宝更聪明的说法，主要是因为鱼肉中含有对大脑发育非常有益的营养成分，如优质蛋白质、不饱和脂肪酸、氨基酸、卵磷脂以及丰富的矿物质等。其中有一种不饱和脂肪酸是鱼类所特有的——DHA，它是脑脂肪的重要组成物质，占人脑脂肪含量的10%左右，具有促进大脑发育和神经兴奋的传导，提高记忆力、判定力和决策力、防止脑老化等功能。

所以说，孕期多吃鱼，可以充分满足胎儿大脑发育对于营养的需求。建议准妈妈每周吃3~5次鱼，每次不少于250克，那么胎儿就可以通过胎盘从母体中获得DHA，使脑细胞数目增殖和发育，胎儿获得DHA与准妈妈摄入DHA的量是成正比例关系的。

注意，鱼肉中还含有丰富的ω－3脂肪酸，对预防早产、妊娠高血压综合征及产后抑郁有一定的功效，所以多吃鱼对准妈妈本身也非常有益。但要注意选择优质无污染的鱼类，

建议准妈妈多吃形体小的深海鱼(如黄花鱼、平鱼、带鱼等)，人工饲养的鳟鱼，以及来自水质好的鲫鱼、鲤鱼、鲢鱼等淡水鱼；最好不要吃鲨鱼、剑鱼、方头鱼等体内汞含量比较高的鱼类。

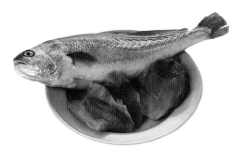

胎儿有味觉吗

胎儿也是有味觉的。一般到孕4月的时候，胎儿舌头上的味蕾就已经发育完全，可以感受到甜、酸等多种滋味。如果准妈妈在怀孕期间偏爱某种食物，那么胎儿就可以通过吞咽子宫中的羊水，"品尝"到该食物的味道，这种首次的味觉体验对宝宝的饮食喜好的形成起着很重要的作用。

一项研究证明，准妈妈在孕期经常食用的食物，宝宝出生之后也会比较容易接受。所谓的饮食胎教，其中一项很重要的根据，就是胎儿的味觉与饮食会受到准妈妈饮食习惯的影响。

所以，如果想要宝宝出生后有个很好的饮食习惯的话，准妈妈在孕期就不能偏食、挑食，食物的种类要丰富多变，尽可能让腹中的胎儿品尝到更多的食物与味道，这样宝宝出生后就会养成更好的饮食习惯，更容易接受各类口味的食物。

准妈妈在孕期可以吃补品吗

孕期当然可以适当地吃些补品。但在不缺乏营养并且身体健康的情况下，一般都不主张准妈妈在孕期吃太多的补品。没有一类营养品能够提供我们所需的所有营养。最重要的是保证饮食均衡，从食物中摄取营养是最佳的进补方法。

对于一些中药类的补品，准妈妈尤其要注意在医生的指导下对症选择。比如人参，有增强免疫功能、提神醒脑、抗疲劳、改善消化吸收、促进食欲等药理作用，属于补气的药材。但如果准妈妈刚好有黄疸、感冒、发烧、火气大、消化不良的情形或是燥热体质时，过度地进补会造成口干舌燥、便秘等情况。所以，如果没有严重贫血或营养不良的情形，建议准妈妈少用中药类补品。

还有些人认为补品越贵越有营养，事实并非如此。比如说价钱昂贵的燕窝、鱼翅、鲍鱼，虽然它们含有优质胶原蛋白，但营养并不像人们想象的那么全面。

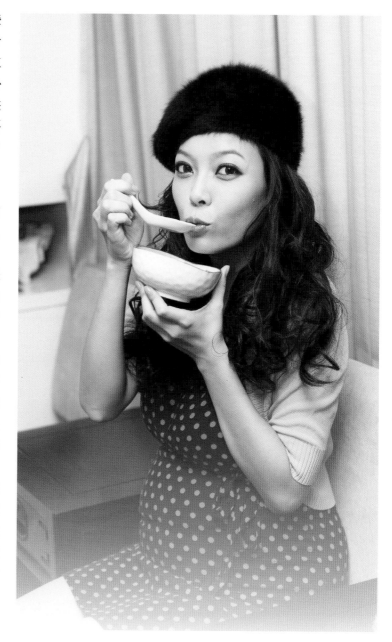

孕中期可以限制饮食吗

进入孕中期之后，准妈妈就可以摆脱孕早期的恶心、呕吐、没食欲的早孕反应了，胃口会迅速好转，而胎儿也进入了迅速发育的时期。虽然胎儿每周增长的体重还不太多，但整个身体和组织器官都在不断地分化、完善，需要大量的营养素。所以，相对于孕早期而言，准妈妈在孕中期的饮食量会相应增多，也会变得比较容易饥饿。

建议准妈妈抓住孕中期的良好改变，不失时机地调整饮食，补充营养。但也不能不加限制地过多进食，否则会造成胎儿发育成巨大儿(胎儿的体重超过4千克)，影响生产。而且，也并非吃得越多就营养越丰富。身体对于营养的需求是有量的标准的，超过这个量，部分营养素还会转变成对身体不利的物质，影响身体健康。

准妈妈在安排孕中期饮食的时候可以结合产检时的医生指导，了解胎儿发育是否良好，偏大或偏小，同时结合自己身体的胖瘦、是否有妊娠糖尿病、工作量大小等，综合考虑，制订出一个适当的饮食方案。

爱吃甜食容易得糖尿病吗

不管吃任何食物，都要把握一个量的问题，凡事都是过犹不及。尤其在怀孕期间，准妈妈的身体处于高负担、高运转的状态，更要注意饮食的全面，不能过于偏好某一种食物。

孕期吃甜食过多，影响最大的首先是准妈妈的身体健康。人吃进去的糖分，主要靠胰腺中胰岛分泌的胰岛素分解。准妈妈在孕期如果吃进去的糖分过多，胰岛所分泌的胰岛素不足以分解糖分的话，多余的糖就会积蓄在体内，久而久之就会患糖尿病。所以说，孕期准妈妈若吃了过多甜食，会增大患妊娠糖尿病的风险。

此外，甜食的热量也比较高，准妈妈在孕期虽然需要增加热量摄取，但是过量摄取就会造成肥胖，还会导致腹中胎儿过于肥大，导致分娩时间延长，胎儿假死的概率也会增加。准妈妈偏好甜食，宝宝出生后也会偏好甜食，到了长牙期，甜食对宝宝来说可是非常不利的。

但也不能因噎废食。毕竟甜食作为一种营养丰富的食物，对于准妈妈的身体和胎儿的发育都是非常重要的。建议那些喜欢吃甜食、一时口味调整不过来的准妈妈，要适当、适时地减少吃甜食的量和次数，注意均衡营养分配，不要爱吃甜就全吃甜食。

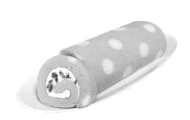

为什么怀孕后易得糖尿病

准妈妈在孕期容易患妊娠期糖尿病，是因为受孕以后，准妈妈体内分泌的某些激素有抵抗胰岛素的作用，再加上部分准妈妈本来胰岛功能就不足，因此容易患糖尿病。目前，妊娠糖尿病发病率增高，还和准妈妈营养过剩、饮食不合理等因素有关。

怀孕期间，准妈妈的身体对糖的吸收能力增强，但代谢能力却相对减弱。这与准妈妈体内激素分泌的变化有关。为了保证胎儿的生长发育，胎盘会生产出大量对胎儿健康成长非常重要的激素，但这些激素却有抵抗胰岛素的作用。而胰岛素又是分解糖的重要物质，胰岛素一旦减少，不能被分解的糖分就会在体内蓄积，久而久之就会患糖尿病。

为了避免在孕期患上妊娠糖尿病，建议准妈妈根据本书给出的每日饮食安排，合理计划饮食，限制高糖食物。

血压高的准妈妈如何调整饮食

1 限盐(主要是限制钠的摄入量)。食盐中的钠具有贮留水分、加重水肿、收缩血管、升高血压的作用。每日的食盐量应控制在3~5克(包括食盐和高盐食物，如咸肉、咸菜等)。小苏打、发酵粉、味精、酱油等也含有钠，要适当限制食用。

2 限水(包括茶水、汤汁)。轻度患者可以自己掌握尽量减少水分的摄入，中度患者每天饮水量不超过1200毫升，重度患者可按头一天尿量加上500毫升水计算饮水量。

3 补充维生素C和维生素E。维生素C和维生素E能抑制血中脂质过氧化的作用，降低妊高征的反应。

4 注意补充钙、硒、锌。钙能使血压稳定或有所下降；硒可明显地改善平均动脉压、尿蛋白、水肿症状，血液黏稠度也会降低，从而使妊高征的发病率下降；锌能够增强妊高征患者身体的免疫力。

5 还要注意补充蛋白质。重度妊高征患者因尿中蛋白丢失过多，常有低蛋白血症。因此，应及时摄入优质蛋白，如牛奶、鱼虾、鸡蛋等，以保证胎儿的正常发育。每日补充的蛋白质量最高可达100克。

6 多吃芹菜、鱼肉、鸭肉等利于降压的食物。

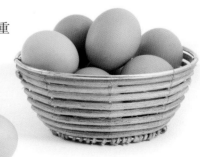

预防妊娠纹滋长的饮食原则

妊娠纹一旦产生就无法消除了。所以，如果准妈妈想避免妊娠纹的困扰，怀孕之后就一定要注意做好预防工作。跟妊娠纹密切相关的，除了遗传的因素，另一个重要因素就是孕期的体重增加过多。因此，要预防产生妊娠纹的一个有效方法，就是严格控制体重。整体来说，怀孕之后，整个身材比较容易变得圆胖一点。加上胎儿与胎盘的重量，到了怀孕后期，一般会增加10~12千克的体重(纯粹就胎儿与胎盘的重量来算，两者相加根本不到10千克)，假如体重增加超过15千克，就太重了。

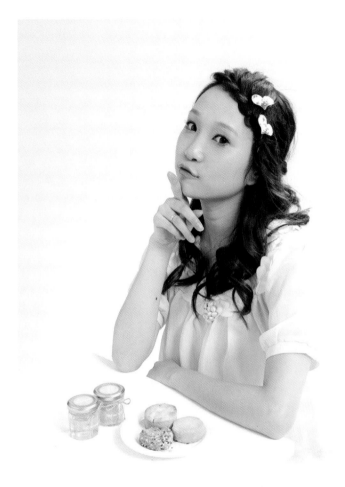

除了控制体重不要过重之外，更重要的是不要让体重突然增加。许多准妈妈在怀孕前3个月，由于早孕反应严重，有时体重还会减轻一点。到了怀孕中期，胃口好不容易变好了，往往抱着一人吃两人补的心态，想要把之前吐掉的营养全部补回来。结果，到了怀孕中后期体重突然迅速增加，皮肤增生不及，妊娠纹当然就会如雨后春笋般，一下子全冒出来了。其实，怀孕期间根本不用特别进补，只要饮食均衡，胎儿在肚子里就能够长得非常健康了。

为了增强皮肤的弹性，准妈妈在孕期还应注意多吃富含优质蛋白质、维生素的食物，如三文鱼、番茄、西蓝花、猕猴桃等；少吃甜食及油炸物，以改善皮肤的肤质及弹性。

孕 4~7 个月 护理大讲堂

前置胎盘4种类型

　　一般怀孕时胎盘是位于子宫腔前壁、后壁或顶部位置，而前置胎盘则是胎盘着床的位置太低，覆盖到子宫颈，而前置胎盘的好发族群，为高龄产妇、多次怀孕、抽烟、多胞胎、曾做过人工流产手术，或是曾剖宫生产者。前置胎盘的发生率约为1/200，典型的临床征兆为无痛出血，一般可分为4种类型：

1　完全性前置胎盘：胎盘完全盖住子宫颈内口。

2　部分性前置胎盘：胎盘盖住部分子宫颈内口。

3　边缘性前置胎盘：胎盘盖住子宫颈内口的边缘部分。

4　低位性胎盘：胎盘并未盖住子宫内口，但位于子宫下段，离子宫颈内口很近。

前置胎盘可能会引起生产前后的大出血，不过随着周数增加，其胎盘的相对位置可能会改变。如果到了怀孕第三期仍然有前置胎盘，则须考虑剖宫生产。

＊胎盘早期剥离　疼痛合并出血

　　胎盘和脐带是重要的维系胎儿与准妈妈之间生长、提供养分的重要桥梁，但胎盘早期剥离就是胎儿未出生，不过胎盘开始剥离，导致无法顺利提供养分、氧气给胎儿，甚至可能造成胎死腹中。其典型的临床症状为疼痛合并出血，但是有些隐藏性的胎盘早期剥离则不一定会出血。高危险群为抽烟、妊娠高血压、子宫被严重撞击者。由于胎盘早期剥离造成胎死腹中的比例较高，因此准妈妈若发现阴道出血或子宫剧烈疼痛，则须尽速前往医院。如果胎盘剥离造成胎儿心跳或妈妈的生命状况不稳，必须紧急剖宫生产。

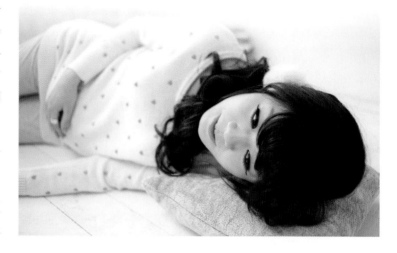

孕中期性生活注意哪些问题

孕中期可以说是孕期的最佳性爱时机，但需要注意的是要保持性生活卫生，动作也要温柔。

1 要做好个人卫生。不注意卫生会容易引发细菌感染，所以一定要注意清洁。不过手部的卫生往往被准爸爸准妈妈所忽视，其实在做爱时，如果不清洁的手与性器官接触，同样会导致细菌感染，因此做爱前，准爸爸准妈妈都要充分对手掌以及指甲等进行清洗，并且要养成勤剪指甲的习惯。

2 前戏不要过于激烈。有些准妈妈会由于乳头过度刺激而引发腹部肿胀，因此要尽量避免过度抚摸胸部。特别是在发生乳头流出液体的现象时，最好不要再进一步刺激乳房。另外，还要尽量避免过于激烈地爱抚阴道。

3 选择不压迫腹部的体位，并且准爸爸的动作要温柔。如果一种体位让准妈妈感觉疼痛、辛苦或者腹部受压，千万不要强迫自己忍耐，而应该马上换别的体位。另外，精液中含有使子宫收缩的前列腺素，因此曾经有过剖宫产、早产和腹部易肿胀的准妈妈，在做爱时最好让准爸爸戴上安全套。

4 如果感到十分疼痛，就要暂时中断一下。如果准妈妈感到腹部肿胀或疼痛，应暂时中断休息一会儿，待肿胀感消失后，再继续做爱。另外，准妈妈仰卧做爱时，有时会因血压下降而感觉不舒适，此时也要暂时中断休息一下，并适当地将身体左右倾斜调整，不适感就会慢慢消失。

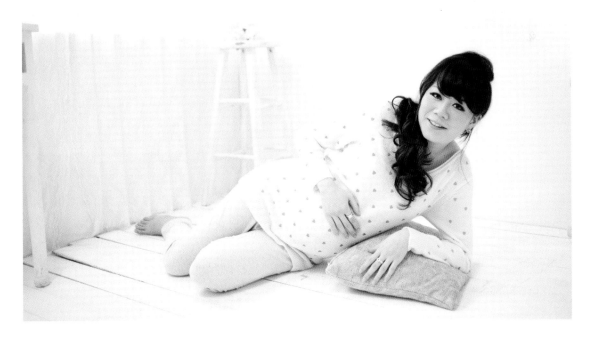

准妈妈游泳时应注意哪些问题

在咨询产科医生意见之后，准妈妈再决定是否可以去游泳。此外，去游泳时，还需牢记以下要点：

1. 选择卫生条件好、人少的游泳池。最好能选择室内恒温的，水温在29℃~31℃之间为宜，并能避开阳光的直射。

2. 下水前先做一下热身，下水时戴上泳镜；上岸时注意擦干身体，避免感冒。

3. 岸边活动要小心谨慎，避免滑倒。

4. 游泳时动作不宜剧烈，时间也不要过长，一般不宜超过1小时，游300~400米即可。游泳前要作好充分准备，不要跳水，不要仰泳。

有过流产、早产史、阴道出血、腹痛、高血压综合征、心脏病的准妈妈，在孕期要避免游泳。

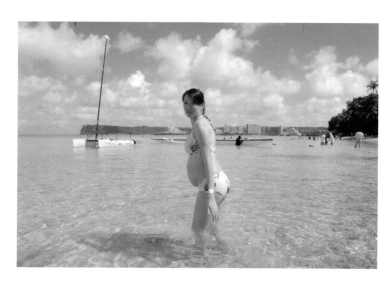

准妈妈该怎样预防黄褐斑

为了达到防斑治斑的目的，准妈妈一定要在生活上注意调理。有研究表明：黄褐斑的形成与孕期饮食有着密切关系，如果准妈妈的饮食中缺少一种名为谷胱甘肽的物质，皮肤内的酪氨酸酶活性就会增加，从而导致黄褐斑"大举入侵"。准妈妈可以多吃一些富含维生素C和维生素E的食物，如：猕猴桃、番茄、柠檬、黄豆等。

黄褐斑的发生与准妈妈体内的雌孕激素升高也有密切关系，为了避免加重准妈妈内分泌失调的症状，建议准妈妈在日常饮食中少吃油腻的食物，烹调方法也应注意，尽量避免煎炸，以免"上火"，加重内分泌的失衡。

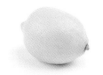

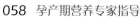

孕期应如何护理乳房

　　母乳是胎儿最好的粮食，很多准妈妈也都会在产后选择母乳喂养，但有时候会因为各种乳房问题而导致准妈妈不能顺利哺乳，比如乳头内陷、乳腺管不畅通、乳头皲裂等。准妈妈只有在孕期提前对乳房进行护理，才能避免产后哺乳时一些不必要的麻烦。

　　清洁和按摩的程序如下：

1 先将乳痂清除掉，然后用温热的毛巾将表面的皮肤清洁干净。

2 用热毛巾对清洁好的乳房进行热敷。

3 用手作按摩。将拇指同其他四指分开然后握住乳房，从根部向顶部轻推，将乳房的各个方向都做一遍，最后挤压乳晕和乳头就能挤出初乳，每

天这样做可以保证乳腺管畅通。

4 进行表面皮肤养护。用温和的润肤乳液将清洗干净并按摩完毕的乳房再进行一次按摩，这次按摩的重点是乳头，要给它一定的压力，用两三个手指捏住乳头然后轻捻，手指要沾满乳液，使乳头的皮肤滋润，这样当宝宝咬住它并用力吸的时候就不会裂开，从而避免造成额外的伤痛。

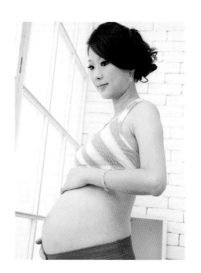

怎么纠正乳头内陷

　　乳头内陷明显，会导致产后哺乳发生困难，甚至无法哺乳，乳汁淤积，继发感染而发生乳腺炎。因此，在孕期纠正乳头内陷很有意义。纠正乳头内陷的方法可以参考以下几点：

1 用一手托住乳房，另一手的拇指和中、食指抓住乳头向外牵拉，每日两次，每次重复10~20次。

2 将两拇指相对地放在乳头左右两侧，缓缓下压并由

乳头向两侧拉开，牵拉乳晕皮肤及皮下组织，使乳头向外突出，重复多次。随后将两拇指分别在乳头上下侧，由乳头向上下纵形拉开。每日两次，每次5分钟。

3 用一个5毫升空注射器的外管扣在乳头上，用一根橡皮管连接另一个5毫升注射器，利用负压抽吸方法也有助于乳头外突。

从胎动看胎儿健康

怀孕中期，孕妈妈就能够感觉到胎动，胎动到底有什么重要性？是否能从胎动掌握胎儿健康？妈妈如何自我检测胎动？而胎儿动的多或少，跟出生后好不好动又会有什么关系呢？

＊胎动是胎儿健康的重要指标

胎动是指胎儿的主动性活动，分有感式和无感式，有感式胎动妈妈可以感觉得到。通常第一胎在怀孕18~20周就会感觉有胎动；第二胎更早，16~18周开始可感觉到胎动。而从超音波可发现，胎儿其实在6~8周就开始有活动，只是妈妈感觉不到。

胎动是胎儿健康的重要指标，医学研究认为，胎动与子宫内环境、胎儿生长状况以及健康情形有关联性。正常健康的胎儿在妈妈的子宫内一定会有适度的胎动，有时候一天可能高达几百次，只是妈妈没有感觉那么频繁。

借由胎动能感觉胎儿健康是否良好，妈妈在心理层面可以比较安心。假如胎动太少，有可能是一种警讯，包括胎儿缺氧、窘迫、出生异常的机会会升高，所以注意胎动可及早发现问题，并妥善处理。

＊怀孕后期，胎动逐渐减少

越到怀孕后期，胎动会逐渐减少，这是正常现象，主要因为怀孕后期羊水变少、胎儿变大，子宫内空间有限所造成。临床发现很多孕妈妈在此情况下，自觉胎动减少而就医；有些则是主观上认为胎动过少，检查结果其实是正常的；当然，少部分是真的有异常，必须进一步检查。

胎动往往让一些孕妈妈感到不安，尤其第一胎曾在足月时发生胎死腹中，第二胎会特别紧张，稍微感到异常就会立刻紧张得就医。

＊胎动多，宝宝出生后较活泼

有的胎儿胎动很频繁，有的胎儿胎动很少，这与宝宝出生后好不好动有没有一定的关系？目前并无研究证实胎动和宝宝出生后的好动程度有相关。

不过倒是有针对儿童发展方面作研究，将出生后发展较良好的孩童，往前回溯发现，这些宝宝在妈妈肚子里，有较频繁的胎动。所以有好的胎动，宝宝出生后发展比较好；相反的，胎动异常的少，宝宝未来出生后可能有潜在性问题。

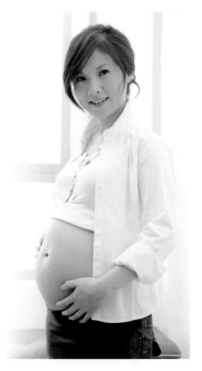

＊不是动得越厉害越好

但是并非胎儿动得越厉害越好，如果胎儿一直都是特别好动，当然属于良性胎动；但如果突然动得特别频繁，就要注意可能是个警讯，例如受外力撞击，或胎盘剥离，这时候胎儿会有暂时性激烈的活动，没多久便安静下来，胎动很明显减少，甚至没有胎动，这种情形应该立即就医！

有些孕妈妈因为喝咖啡导致胎儿兴奋好动，或是服用兴奋剂也会让胎动增加，但是也有研究发现，兴奋剂会让胎儿受到压抑，反而不爱动。所以

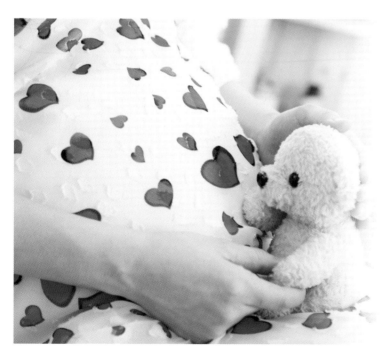

喝咖啡、使用兴奋剂是否会使胎动增加，并没有定论，而且胎动是否频繁，有时候是孕妈妈的一种主观感受。

若是胎动过少，可能是因为子宫内环境不好，胎儿缺氧或营养受到压抑所致。不过孕妈妈本身若属于肥胖、羊水太多，或是胎盘在前方，都会使孕妈妈对胎动感觉不明显，当这些因素被排除后，确定胎动太少才需作进一步的检查。

＊转身、滚动，胎儿怎么动有差别吗

有些胎儿真的超爱动，转

身、滚动等大动作都可能发生，无论怎么动都属正常，而且这些自主性活动并不具特别意义。此外，有些胎儿会把背鼓起，将子宫撑紧，孕妈妈误以为是子宫收缩，其实是胎儿在运动啦！

一天当中哪个时间胎动最频繁并不一定，不过大部分孕妈妈感觉晚餐后、睡觉前胎动较多，早上反而不明显，可能因为孕妈妈下班回家休息时比较会注意到胎动，而且晚餐后血糖升高，胎动也会增加。

＊如何测量胎动

如何测量胎动？国外很多学者提出不同方式，包括：

最常被使用的方式，就是白天一整天下来，胎动超过10次就算正常，孕妈妈可以从早上开始数，或固定在早上某个时间开始数。

随机取3小时的时间测量，每1小时有3次以上胎动，或3小时加起来有10次以上胎动皆属正常。

选择晚餐后开始计算，在2小时内达到10次胎动就算正常，如果3小时都未达到10次，就需要接受检查。

孕妈妈不一定要每天作胎

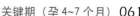

动记录，但是如果胎动明显减少，还是建议每天作记录，原则上今天的胎动若超过昨天的一半以上，大致上是没问题的。

✳ 胎动异常的原因

孕妈妈或胎儿有问题，都会使胎动异常：

孕妈妈部分包括：妊娠高血压、妊娠糖尿病、红斑性狼疮、心肺方面疾病等，如果孕妈妈本身条件不理想，会影响胎盘功能，血流供给受阻碍，造成胎儿缺氧、营养不足，胎动会特别少。

胎儿部分包括：畸形、先天异常等，都会呈现胎动异常的情形。

✳ 胎动异常怎么办

孕妈妈采取任何一种胎动测量方式，发现胎动太少时，可以推推肚子，或喝杯果汁让血糖升高，观察胎动是否正常；假如胎儿仍旧不太动，且持续3天皆如此，就要接受检查。

医生会采无压力性测试（Non-Stress Test；NST），让孕妇躺下来，经过20分钟，看胎动是否达到2次以上，而且胎儿心跳会随着每一次胎动增加，而每分钟增快15下（bpm）以上，就表示没有问题。另外也会透过超声波看胎儿姿势和位置，并观察是否有脐带绕颈、子宫动脉血流是否正常、羊水是否减少，或胎儿是否有活动等。

如果只是孕妈妈自己感受不灵敏，测试结果都正常，就不需太担心。假使检查确实有异常，要看孕妈妈本身是否属高危险群，血压控制是否不好，若发现胎儿心跳已经很不好，医生会建议提早让宝宝出生，若有特殊状况甚至要采剖宫生产。

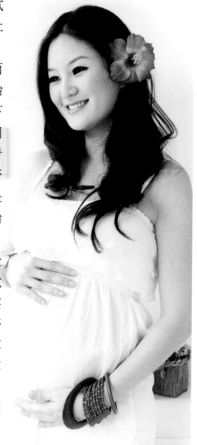

专家指导

孕妈妈要学会如何测量胎动，必要时建议每天作胎动记录，只要胎动达到标准，孕妈妈不必有过多担忧，而万一有异常，也能够及早就医并进行处置。

怎样挑选适合自己的鞋子

一双合脚的鞋，可以帮准妈妈减轻足部的压力，让准妈妈感觉更舒适。

准妈妈在给自己挑选鞋子的时候，可以参考以下选购要点：

1 选择圆头且肥度较宽，鞋面材质较软的鞋子。鞋底要选择耐磨度好且止滑性较佳的大底。

2 鞋型选择上开式，即系鞋带式或魔术粘贴带式较佳，其次可以选择有松紧带或可调整宽度的鞋类款式。

3 鞋类尺码需依脚长而定，并且略比脚大1厘米左右，为脚的胀大留出空间。

4 注意鞋跟高度，理想的鞋跟高度为1.5~3厘米。平跟的鞋子则会由于准妈妈身体重心前移、体重增加等原因，给准妈妈带来足底筋膜炎等足部不适的困扰。

准妈妈站立过久或行走较远时，双脚常有不同程度的水肿，鞋底、鞋帮若太硬，不利于下肢血液循环。建议准妈妈穿柔韧易弯曲的软底布鞋、旅游鞋，这些鞋有一定的弹性，可随脚的形状进行变化，穿着舒适，可减轻准妈妈的身体负担。

准妈妈该如何制订旅行计划

孕中期的4~7个月是准妈妈旅游出行的最佳时间。

因为这段时间妊娠反应已过，沉重的"大腹便便"与腿脚肿胀尚未出现，准妈妈的胃口不错，心理上一般也都摆脱了孕早期的疑惑、忧虑等不良情绪，是孕期最适合出行的时间。

不过，在去旅游前，准妈妈须作好以下准备：

1 必须事先咨询产科医生，看自己是否适合旅行，并让医生指导自己的旅行计划，以免在旅行中出现不利的突发状况。

2 带好证件和必备行李，再额外准备一个舒适的小枕头，在旅途中可以倚靠消除疲劳。

3 事先了解一下目的地的医院状况，以便发生紧急状况时可以随时去医院。尽量不要去医疗水平落后的地区，以免发生意外情况无法及时就医。

4 要选择真正是轻松休息的旅游为主，逗留期为2~3天的旅行比较理想。尽量避开热线，选一些较冷的线路出行。对将去的地方进行了解，避免前往传染病流行地区。

5 应该有人全程陪同、照顾准妈妈。

怎样预防腿部抽筋

在妊娠中后期，准妈妈由于支撑过重的体重，腿部肌肉负担增加，在睡觉时，腿部肌肉有时会有抽筋、疼痛的现象，而且多在晚上或睡觉期间频繁发作。久坐、受寒以及疲劳都可以诱发腿部抽筋。子宫增大、下肢血液循环运行不畅也可以引起小腿痉挛。一般认为孕期缺钙是引起小腿抽筋的最主要原因。怎样预防呢？

1 从孕中期开始，准妈妈每天钙的摄入量应增为1000~1200毫克，要多吃富含钙质的食物。同时还要保证维生素D的摄入量，保证钙的吸收。必要时，可在医生的指导下服用钙剂和维生素D。

2 为了避免腿部抽筋，应多吃含钙质食物如牛奶、孕妇奶粉、鱼骨。五谷、果蔬、奶类、肉类食物都要吃，并合理搭配。适当进行户外活动，接受日光照射。

3 不要使腿部的肌肉过度疲劳。不要穿高跟鞋。

4 睡前可对腿和脚进行按摩。

5 一旦抽筋发生，立即站在地面上蹬直患肢；或是坐着，将患肢蹬在墙上，蹬直；或请身边亲友将患肢拉直。总之，使小腿蹬直、肌肉绷紧，再加上局部按摩小腿肌肉，即可以缓解疼痛甚至使疼痛立即消失。

准妈妈绝不能以小腿是否抽筋作为需要补钙的指标，因为每个人对缺钙的耐受值有所差异，有的准妈妈在钙缺乏时，并没有小腿抽筋的症状。

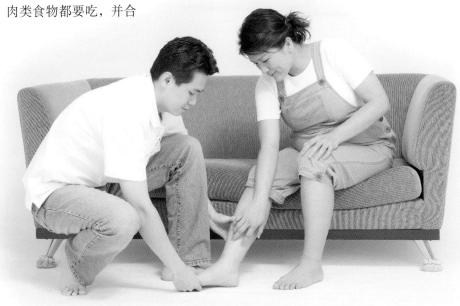

芦笋鸡柳

功效：芦笋中含有丰富的蛋白质、维生素、钙、磷、镁等营养物质，鸡肉则可以补中益气、增强体力。这道菜可以为准妈妈补充丰富的叶酸，促进胎儿的生长发育；还可以增强食欲、预防贫血，减轻怀孕带来的乏力、头晕等症状。

材料：芦笋 300 克，鸡脯肉 300 克，胡萝卜 100 克，葱末、姜末各少许，淀粉 1 小匙，料酒、盐、酱油、香油、植物油各适量。

做法：

1 将鸡肉洗净，切成 0.5 厘米左右的条，用少许料酒和酱油腌 5 分钟；芦笋洗净，切成小段；胡萝卜洗净切条备用；淀粉用水调稀备用。

2 锅中加植物油烧热，下入葱末、姜末爆香，依次下入鸡肉、胡萝卜条和芦笋段，加料酒和盐煸炒至断生。

3 用水淀粉勾芡，淋入香油，即可出锅。

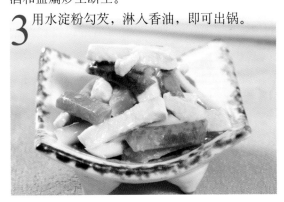

山药枸杞炖羊脑

功效：可以滋补肝肾、润肺养血、清热安神，并为准妈妈补充丰富的蛋白质、脂肪、卵磷脂和维生素 C 等营养物质。

材料：羊脑 1 个（约 250 克），干山药（中药房有售）10 克，枸杞 7 克，姜 1 片，高汤两碗半，料酒 2 小匙，盐、鸡精、胡椒粉各适量。

做法：

1 将羊脑中的红筋挑掉，放在炖盅里，加入干山药、枸杞、姜片、盐、料酒、鸡精、高汤，炖 30 分钟左右。

2 取出姜片，撒上胡椒粉即可。

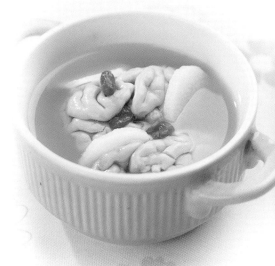

红萝卜烧牛腩

功效：红萝卜中含有大量的铁，对治疗贫血有很大作用。牛腩可以补中益气，滋养脾胃。红萝卜和牛腩一起搭配，可以为准妈妈补充全面而均衡的营养，对预防孕期贫血有很好的作用。

材料：牛腩 500 克，红萝卜 250 克，姜少许，葱 2 棵，大料 1 粒，香菜少许，郫县豆瓣酱、番茄酱、白糖、料酒各 1 大匙，甜面酱 1/2 大匙，水淀粉、盐、植物油各适量，酱油 2 大匙。

做法：

1 将牛腩洗净，放入开水中煮 5 分钟，取出冲净。另起锅加清水烧开，将牛腩放进去煮 20 分钟，取出切厚块，留汤备用。

2 将红萝卜去皮洗净，切滚刀块；葱、姜洗净，葱切段、姜切片备用。

3 锅中加植物油烧热，下入姜片、葱段、豆瓣酱、番茄酱、甜面酱爆香，下入牛腩爆炒片刻，加入牛腩汤、大料、白糖、酱油、料酒、盐，先用大火烧开，再用小火煮 30 分钟左右。

4 加入红萝卜，煮熟；用水淀粉勾芡，撒上香菜，即可出锅。

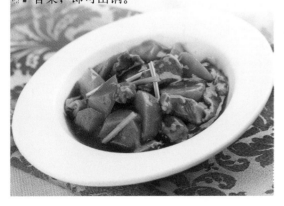

三鲜豆腐

功效：豆腐和海米都是含钙丰富的食物，胡萝卜、油菜则可以为准妈妈补充丰富的维生素。豆腐中的植物蛋白和海米中的动物蛋白搭配，能够提高两者的吸收利用率。这道菜可以为准妈妈补充丰富的蛋白质及钙、锌等营养素，有利于胎儿的生长发育。

材料：豆腐、蘑菇各 250 克，胡萝卜、油菜各 100 克，姜、葱各少许，海米 10 克，酱油 1 小匙，鸡精、盐、水淀粉、高汤、花生油各适量。

做法：

1 将海米用温水泡发，投洗干净泥沙备用；豆腐洗净切片，投入沸水中余烫一下捞出，沥干水备用；将蘑菇洗净，放到开水锅里焯一下，捞出来切片；胡萝卜洗净切片；油菜洗净，沥干水备用；葱切丝、姜切末备用。

2 锅内加花生油烧热，下入海米、葱、姜、胡萝卜煸炒出香味，加入酱油、盐、蘑菇，翻炒几下，加入高汤。

3 放入豆腐，烧开，加油菜、鸡精，烧沸后用水淀粉勾芡即可。

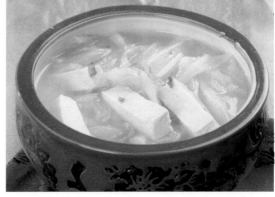

香椿蛋炒饭

功效：这道美食可以为准妈妈补充丰富的蛋白质、碳水化合物、维生素和矿物质等营养素，满足胎儿和准妈妈的营养需求。

材料：嫩香椿芽125克，米饭250克，鸡蛋2个，猪瘦肉50克，盐、水淀粉、花生油各适量。

做法：

1 将猪瘦肉洗净，切成细丝，放到碗里，加入盐、水淀粉、半个蛋清，抓匀上浆。

2 将另一个鸡蛋磕到碗里，加剩余的蛋液和少许盐拌匀；将香椿芽择洗干净，切末备用。

3 锅内加少许花生油，烧至四成热，下入肉丝滑散，盛出。

4 另起锅加花生油，倒入蛋液，炒出蛋花，下入肉丝、香椿末，旺火翻炒均匀，倒入米饭拌匀，即可出锅。

山药蛋黄粥

功效：山药是平补脾胃滋补佳品，不论是脾阳亏还是胃阴虚，都可以食用。用山药和蛋黄一起煮成的粥不但营养丰富，还有很好的食疗作用。每日空腹趁温热服两次，可以治疗由于脾气不足引起的腹泻、乏力少气等症。

材料：去皮山药30克，熟鸡蛋黄3枚。

做法：

1 将山药切块，放到搅拌机里打碎，加入适量凉开水调匀；将蛋黄捣烂备用。

2 将山药浆倒到锅里用小火煮开，并不断用筷子搅拌。

3 待沸腾2~3分钟后，加入蛋黄，煮熟即可。

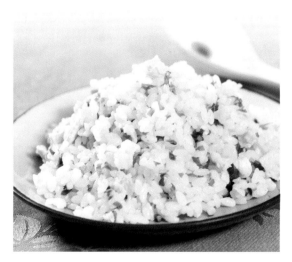

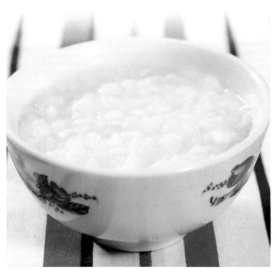

猪肝烩饭

功效： 此饭色、香、味俱佳，具有补肝、养血、明目的功效，常食可以补肝养血、防治贫血和水肿，增加对胎儿的血液供给，还能防止早产和死胎发生。

材料： 米饭100克，猪肝、瘦肉、虾仁、胡萝卜、洋葱、蒜末各少许，酱油1大匙，香油1小匙，淀粉1大匙，料酒、盐、白糖、鸡精、胡椒粉、色拉油各适量。

做法：

1 将瘦肉、猪肝洗净，分别切成片，调入少许酱油、料酒、白糖、盐、胡椒粉、淀粉，腌10分钟左右；洋葱、胡萝卜洗干净，均切成片备用；将剩余的淀粉用水调稀。

2 锅中加少量色拉油，烧热后下入蒜末爆香，放入虾仁、猪肝、瘦肉略炒后盛出。

3 另起锅加色拉油烧热，依次放入洋葱片、胡萝卜片炒至断生，加入盐、鸡精、酱油、虾仁、猪肝、瘦肉和适量清水，用小火煮5分钟。

4 用水淀粉勾芡，在米饭上淋上香油即成。

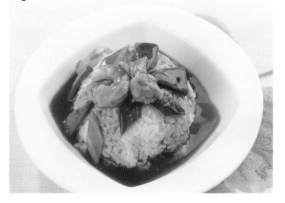

黄瓜银耳汤

功效： 含有丰富的营养素，并有润肺、养胃、滋补、安胎的作用。

材料： 嫩黄瓜100克，水发银耳100克，红枣5枚，盐1小匙，白糖、花生油各适量。

做法：

1 将黄瓜洗净，去子，切成薄片；银耳撕成小朵，洗净；红枣用温水泡透备用。

2 锅内加花生油烧至五成热，加适量清水，用中火烧开，下入银耳、红枣，煮5分钟左右。

3 下入黄瓜片，加入盐、白糖，煮透即可。

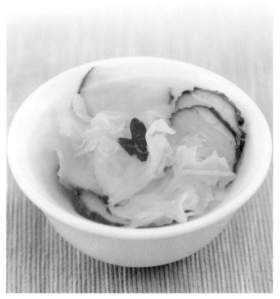

家常罗宋汤

功效： 这道俄罗斯风味的蔬菜汤，不但可以为准妈妈补充维生素，还是一道超级开胃的美食，可以充分勾起准妈妈的食欲。

材料： 卷心菜250克，胡萝卜25克，土豆25克，番茄50克，洋葱50克，西芹25克，熟牛肉100克，香肠1根（最好是红肠），高汤300克，奶油100克，淀粉50克，番茄酱2大匙，盐1大匙，白糖适量，胡椒粉、色拉油各少许。

做法：

1 将牛肉洗净，切成小块；将所有蔬菜分别洗净，土豆、胡萝卜、番茄去皮切小块，卷心菜切1寸见方的菱形片，洋葱切丝，芹菜切丁备用；香肠切片备用。

2 锅中加色拉油烧热，加入奶油，下入土豆块煸炒至外皮焦黄，放入香肠、熟牛肉炒香，再放入其他蔬菜翻炒均匀。

3 加入番茄酱和盐，用大火煸炒两分钟左右，放入高汤，用小火熬30分钟左右。

4 加入淀粉和白糖，用大汤勺搅拌均匀，再熬15分钟左右，加盐、胡椒粉调味，即可出锅。

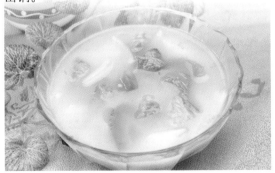

鱼香鸽蛋

功效： 鸽蛋具有极高的营养价值，民间常有"一鸽抵九鸡"之说。这道菜可以补肝肾、益精气，为准妈妈补充丰富的优质蛋白质、磷脂、铁、钙、维生素等营养成分，特别适合孕晚期的准妈妈食用。

材料： 鸽蛋300克，葱5克，姜2克，泡椒5克，冰糖5克，豌豆淀粉5克，郫县豆瓣酱1小匙，酱油1小匙，醋1小匙，白糖1小匙，高汤适量，盐、鸡精、花生油各少许。

做法：

1 将鸽蛋洗净入锅煮熟，剥去壳，逐个在干淀粉中滚过；葱、姜、泡椒切丝，豆瓣剁细；酱油、盐、鸡精、白糖、醋放到一个小碗里，加上剩余的淀粉，兑成芡汁待用。

2 锅中加花生油烧热，放入鸽蛋炸至金黄色，捞出控油。

3 锅中留少许底油，加入冰糖，用小火化开，放入葱、姜、豆瓣、泡椒丝，大火炒出香味。

4 加入适量高汤烧沸后倒入芡汁，用小火收汁。

5 待汤汁浓稠时，趁热淋在鸽蛋上即可。

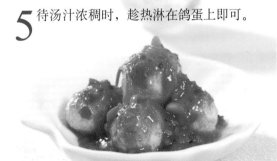

红烧菠萝鸡腿

功效：鸡腿拥有三高一低优点：高蛋白质、高钙、高铁、低脂肪，不仅提供人体所需营养素，更能强化身体机能，提高免疫力，降低身体过敏反应。

材料：鸡腿 250 克，红萝卜 50 克，香菇 5 朵，葱 2 根，姜 10 克，大蒜 10 克，白开水 4 碗，酱油 50 克，红砂糖 10 克，太白粉 5 克，橄榄油 1 大匙。

做法：

1 将鸡腿洗净置入滚水中煮半小时后盛起，备用。煮鸡肉用汤汁留 1 大碗备用。

2 红萝卜洗净用圆形挖勺挖成球状；香菇洗净去蒂；姜洗净切成片；蒜洗净去皮；葱洗净切成长段，备用。

3 炒锅到入油后，将葱、姜、蒜炒香后，加入酱油、红砂糖 5 克炒匀，再放入鸡腿、香菇、红萝卜球及鸡肉汤汁以小火焖煮 10 分钟后取出置于盘中。

4 将剩余汤汁加入红砂糖 5 克、太白粉水煮成酱汁淋在食材上即可。

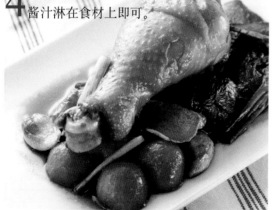

茄汁炖牛腱汤

功效：牛腱富含蛋白质及氨基酸，提供身体所需。具修补建造组织、滋养脾胃、补中益气之效果，可有效改善虚弱体质，提高抵抗力。搭配高抗氧化之番茄，更能预防过敏反应发生。

材料：牛腱 200 克，番茄 2 个，洋葱 1/2 个，葱 2 根，开水 5 碗，盐 10 克。

做法：

1 将牛腱切成小块状；番茄洗净切成块；洋葱去皮切成片状；葱洗净切成长段，备用。

2 水煮开后放入所有食材以小火炖煮 1 小时后关火，加入盐调味即可。

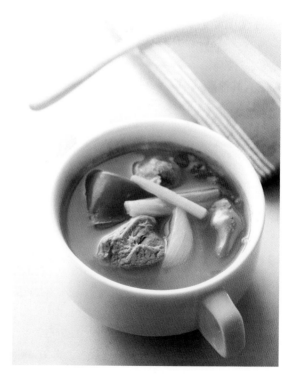

南瓜鲑鱼羹汤

功效：鲑鱼含丰富蛋白质、维生素及 ω-3 脂肪酸的高抗氧化食物，提供人体所需必需脂肪酸 EPA 和 DHA，具活化脑细胞及预防心血管疾病，增强抵抗力等效用，提升抵抗力，减低过敏反应。

材料：鲑鱼 200 克，南瓜 1/4 个，西洋芹 1 根，金针菇 10 克，开水 300 毫升，盐 1 小匙，太白粉 5 克。

做法：

1 将鲑鱼洗净切成小块状，西洋芹洗净斜切成薄片状，金针菇洗净对半切，备用。

2 南瓜去皮洗净后，切成块状，置入滚水中煮 10 分钟后捞起放入果汁机中打成泥。

3 水煮滚后加入鲑鱼块、西洋芹片及金针菇丝煮至熟后，倒入南瓜泥拌匀，关火，加入太白粉水勾芡及盐调味后即可。

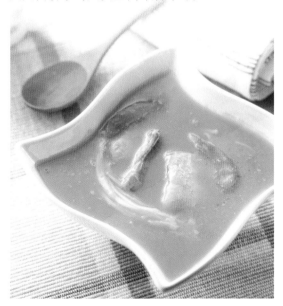

绿花鸡蓉粥

功效：花椰菜含丰富维生素 C、B 族维生素及硫代配醣体，能有效预防感冒、提高免疫力、降低过敏反应、润肺止咳及促进肝脏解毒，帮助消除疲劳之效用，有效提升人体健康状况，同时增加人体纤维质摄取，促进正常排便。

材料：鸡腿 50 克，西蓝花 30 克，红萝卜 10 克，香菇 2 朵，鸡蛋 1 个，白饭 1/2 碗，玉米粒少许，水 300 毫升，盐 1 小匙。

做法：

1 鸡腿洗净皮去骨后切碎；西蓝花洗净切成小朵状；香菇、红萝卜洗净切碎，备用。

2 将水煮滚后加入白饭煮 5 分钟后，加入碎鸡丁、花椰菜、碎香菇、碎红萝卜及玉米粒后煮至略黏稠后，打入鸡蛋勾成蛋花，关火，加盐调味即可。

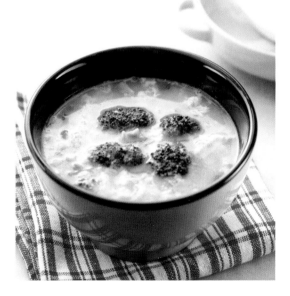

西芹双耳

功效： 西洋芹含有较多的膳食纤维，可防便秘。白木耳有滋阴补肾、润肺生津、提神补气等功能；黑木耳味道鲜美，含有丰富的营养素，含铁量极高，为天然的补血佳品，也可避免抽筋。红甜椒富含花青素，并含有孕妇需要的叶酸、修补细胞的硒、可调节血压的钾离子及铬离子。

材料： 西洋芹 100 克，黑、白木耳各 15 克，红甜椒 50 克，橄榄油、酱油、素蚝油、味精、盐、糖各少许。

做法：

1 将西洋芹去粗纤维后，切斜段备用。

2 黑、白木耳泡发，切小块备用。

3 红甜椒去子，切菱形片备用。

4 将做法 1、2、3 项食材汆烫后，拌入调味料即可食用。

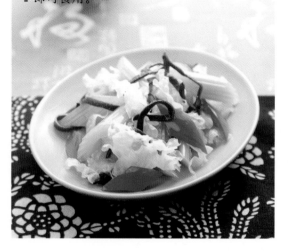

眉豆炖排骨

功效： 眉豆煲汤能有效消除产后水肿，更有健脾补血等功效。南瓜可预防水肿及产后出血，并能增强体力。排骨是补血的食材。

材料： 花生仁片 20 克，米酒水 600 毫升，浓缩番茄 50 克，眉豆 30 克，梅排 200 克，南瓜块 50 克，盐适量。

做法：

1 将米酒水及所有材料（除南瓜块除外）放入锅中，待煮沸后关小火煮约 20 分钟，再焖 20 分钟。

2 开锅倒入南瓜块煮熟即可食用。

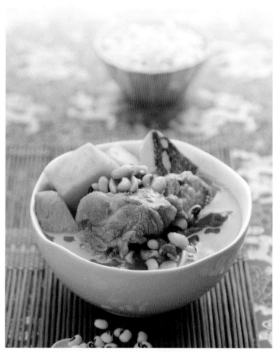

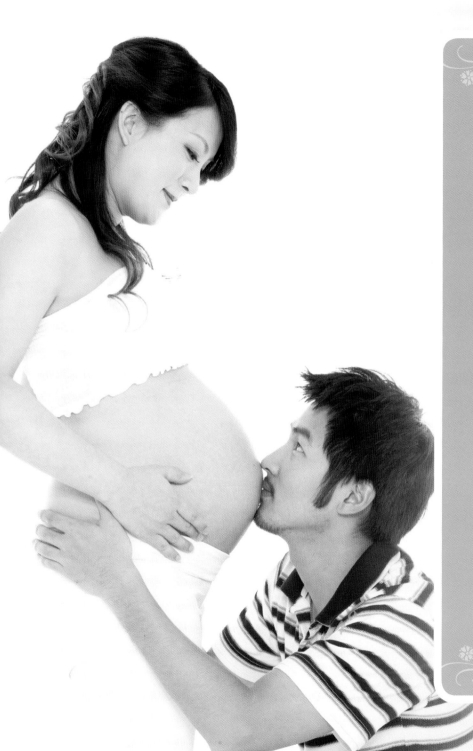

第 **4** 章

顺利度过临产关键期
（孕 8~10 个月）

孕8~10个月准妈妈身体变化与胎儿发育状况

孕8~10个月准妈妈身体变化

已经是孕晚期了，膨隆的腹部会让准妈妈的腰椎倍感压力，再加上脊椎间的韧带在孕激素作用下变得松弛，准妈妈经常会感到腰酸背痛。乳房的增大也给准妈妈的颈椎施加了更多压力，让准妈妈感到颈部疼痛。而且，随着子宫升高并压迫到横膈肌，准妈妈的心脏会发生移位，出现呼吸短促的现象。

由于子宫对胃的压迫，胃灼热也可能来报到，让准妈妈在孕晚期也不能轻松下来。到临产的那个月，胎儿会下降到骨盆，压迫到准妈妈的膀胱和直肠，一不小心，比如大笑、咳嗽或打喷嚏，准妈妈还可能发生尿失禁的尴尬事件。阴道的分泌物也会增多。

还有部分准妈妈会出现妊娠瘙痒，这种瘙痒分娩后会自动消失。

但不管怎么样，孕期已经临近尾声，准妈妈是不是有想大舒一口气的感觉？

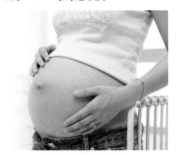

孕8~10个月胎儿发育状况

这个阶段是胎儿发育成熟的时期。胎儿的身长和体重都将迅速增长，各器官将陆续发育完全，并开始具有健全的机能。骨骼和四肢肌肉也将发育完全。脑容量将继续增大，神经系统开始发育完善。

到临产的时候，胎儿的胎毛消失，长出了皮下脂肪，体形已经变得和婴儿无异。手脚肌肉发达，皮肤呈粉红色，十分可爱。原来围绕着胎儿的清澈透明的羊水逐渐变得浑浊，这是胎儿排出胎脂和胎粪的结果。胎盘功能也开始退化，即将完成给胎儿输送营养的使命。

对于即将见面的宝宝，准妈妈和准爸爸是不是既紧张又期待？想好了跟宝宝说的第一句话了吗？或者，用你的笔或者相机，记录下宝宝和你的生命中无数最珍贵的第一次吧！

孕晚期
营养新知快递

孕晚期每日饮食安排

孕晚期是胎儿各器官组织迅速增长的时期，尤其是胎儿的大脑发育，在这个阶段达到了顶峰。胎儿的肺部也在迅速发育，皮下脂肪大量堆积，体重增加较快，对能量的需求也达到顶峰。同时，准妈妈在这段时间内，还比较容易发生下肢水肿以及临产抑郁等症状，食欲缺乏。为了顺利迎接分娩和哺乳，准妈妈在孕晚期的饮食应进行适当调整。

1 增加蛋白质的摄入。可多吃富含植物优质蛋白的豆腐和豆浆，这两种食物包含了大豆的全部营养成分，且含有不饱和脂肪酸，具有健脑补胃的功能，还富含钙、磷、铁等无机盐和B族维生素，孕晚期多食有益，也可以为产后哺乳作好准备。

2 多吃富含矿物质的食物，特别是含铁和钙丰富的食物。含铁丰富的食物有动物的肝脏、菠菜和蛋黄等。动物的肝脏中含有血红素、铁、叶酸和维生素等，是孕晚期补充铁的较好选择。含钙丰富的食物有海鱼、海米和虾仁等。

3 注意补充必需的脂肪酸和DHA。DHA是胎儿大脑、眼睛发育和维持正常功能所需的营养素，人体内不能合成，必须从食物中获得。鱼肉中DHA含量较高，准妈妈应多食用。

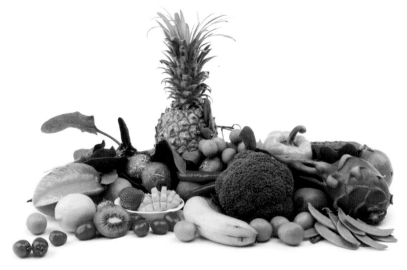

自然分娩临产前的饮食原则

自然分娩是一项非常耗费体力的"劳动"，准妈妈必须有足够的能量供给，才能有良好的子宫收缩力，才有体力把孩子排出。如果准妈妈在临产前进食不佳、体力不济，就会影响自然分娩的顺利进行。那么，准备自然分娩的准妈妈，临产前该怎么吃呢？

1 食品的营养价值高和热量高，如巧克力、鸡蛋、牛奶、瘦肉、鱼虾和大豆制品等。这是因为临产前，准妈妈一般心情比较紧张，不想吃东西，或吃得不多，那么少量的高营养、高热量食物就成了最佳选择。

2 食物应少而精，防止胃肠道充盈过度或胀气，以便顺利分娩。

3 食物最好是含水分较多的半流质软食，如面条、粥等，因为准妈妈在分娩过程中会消耗不少水分。

4 临产前不宜吃油腻过大的油煎、油炸食品。因为，临产期间，准妈妈会因为宫缩的干扰及睡眠的不足，导致消化能力降低，油炸或油腻食物又都不易消化，所以最好不要吃。

5 由于阵阵发作的宫缩，准妈妈往往不能好好进食。这时候，准妈妈应学会在宫缩间歇期见缝插针地补充一些食物。临产的这段时间，准妈妈既不可过于饥饿，也不可暴饮暴食，要少吃多餐。

6 一旦进入正式分娩，准妈妈就不应再进食或饮水。

体重增加过多，要怎样控制

准妈妈在孕期如果体重增加过多，会造成许多危险的并发症，如慢性高血压、先兆子痫、妊娠糖尿病、胎儿过大和难产等；剖宫产的概率也会相对增高，并且进行剖宫产的风险度还会增加；产后恢复的难度也相应增加不少；宝宝出生后的健康状况也会相对较差。所以，对于准妈妈和宝宝来说，准妈体重增加过多不是好事。

那么，体重增长过快的准妈妈应怎样控制体重增加速度呢？

首先是饮食要适当调整。建议准妈妈适当减少晚饭，减少主食的量，增加蔬菜和水果的摄入量，因为瓜果中能量少，含有多种维生素(但要少吃高糖的水果)。瓜果中的纤维素还能缓解或消除便秘现象，而且这对于减少体内吸收热量很有利。

其次是要注意适当地锻炼身体。到了孕晚期，准妈妈的身体会变得笨拙，可以进行的运动方式不多，建议准妈妈每天多出门散步，不仅可以消耗热量，还能锻炼肌肉，为分娩作好准备。

准妈妈体重过轻，该怎么办

准妈妈在孕期的体重，关系着两个人(准妈妈与胎儿)的健康。怀孕期间体重增加不足，胎儿将会是最直接的受害者，容易有体重过轻、营养不良等问题。

准妈妈要想拥有标准的孕期体重，首先要慢慢地改正自己原先不良的饮食习惯，除了最基本的"均衡饮食"外，别忘了三餐定时，并且要细嚼慢咽，每餐吃饭的时间至少要30分钟。此外，养成每天有规律地运动的好习惯也很重要。

另外，体重增加不足的准妈妈，可以多吃些坚果等油脂含量较高的食物，如在烹煮食物时加些坚果；蔬菜尽量炒来吃而不是凉拌；吃米饭时可以撒些芝麻；喝牛奶时可以撒些麦片等。但最好还是不要去吃快餐食品，应多吃些较天然的零食，如豆腐脑、坚果类、牛奶、全麦小面包等。

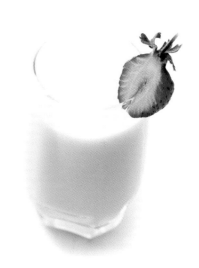

胎儿体重不足，怎么办

经常有一些准妈妈，怀孕时自身体重增加不少，但是胎儿体重却不足。一旦在孕检时发现这类问题，建议准妈妈及时通过检查排除疾病的可能性。如果排除了准妈妈和胎儿的疾病因素，那就是因为准妈妈在孕期摄取了过多高热量食物，饮食不均衡所致。这时，如果准妈妈想让胎儿体重增加至标准范围，就需要及时调整自己的饮食习惯和方法。

在食物的选择方面，应尽量选择健康、天然的食品，如蛋、新鲜蔬菜、鲜奶、鱼、瘦肉等，而不是选一些热量高的垃圾食品。如果能坚持做些适当的运动，那就更好了。

胎儿的体重计算公式是：

$$Y=-5168.32+100.97HC+110.86AC+143.09FL+331.43FTH$$

[Y：胎儿体重的估算值(g)；HC：头围；AC：腹围；FL：股骨长；FTH：胎儿腿部皮下脂肪厚度。这些数据都可以从胎儿的B超单中查到]

准妈妈饿的时候，胎儿会饿吗

虽然目前还无法确切地知道，准妈妈饥饿的时候胎儿会不会有饥饿感，但准妈妈经常饥饿肯定会影响到胎儿。因为，胎儿生长在准妈妈的子宫内，由脐带、胎盘与准妈妈相连，营养物质经胎盘吸收，通过脐带进入胎儿体内。胎儿是从准妈妈摄取的饮食中获得营养的，所谓"母子连心"

说的就是这个道理。所以，吃得太少的准妈妈，腹中的胎儿肯定会经常被饿着，因此长得比较慢。

但不管准妈妈是否感到饥饿，胎儿还是会继续从准妈妈体内汲取营养，长期如此，肯定会导致准妈妈自己的身体发生营养不良，进而又会影响到胎儿的生长发育。此外，专家

们还发现，在准妈妈的肚子里没有得到足够食物的胎儿，将来肥胖的可能性比较大。这是因为，他们的身体学会了尽可能多地吸取养分，并且储存所有得到的脂肪。

所以，在整个孕期，准妈妈最好都能保持少吃多餐的饮食习惯，饿了就吃点东西，尽量不要有饥饿感。

怎样缓解胃灼热

孕晚期经常感到胃部不舒服、有烧灼感的准妈妈，很可能是因为胃灼热。胃灼热通常在孕晚期出现，主要原因是内分泌发生变化，胃酸返流，刺激食管下段的痛觉感受器引起灼热感。此外，妊娠时巨大的子宫、胎儿对胃有较大的压力，胃排空速度减慢，胃液在胃内滞留时间较长，也容易使胃酸返流到食管下段。

胃灼热的具体感觉，就是每餐吃完之后，总觉得胃部麻乱，有烧灼感，有时烧灼感逐

渐加重而成为烧灼痛，尤其在晚上，胃灼热很难受，甚至影响睡眠。

为了缓解和预防胃灼热，准妈妈在日常饮食中应避免过饱，少食用高脂肪食物等，不要吃口味重或油煎的食品，因为这些都会加重胃的负担。

临睡前喝一杯热牛奶，也有很好的效果。睡觉时还可多用几个枕头。未经医生同意不要服用治疗消化不良的药物。

通常胃灼热会在分娩后消失，准妈妈不必过于担心。

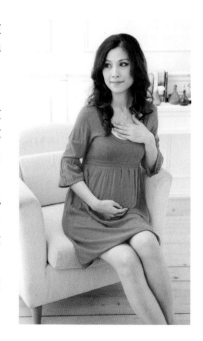

准妈妈要吃些粗粮来通便吗

准妈妈在孕期容易发生便秘，适当吃些粗粮，可以帮助通便，减轻便秘的烦恼。

粗粮中还含有精制粮食中流失掉的B族维生素，可以让准妈妈摄入更全面的营养。尤其是维生素B_1，跟人体物质和能量的代谢密切相关，对于提高准妈妈的食欲，促进胃肠道的蠕动和消化功能的加强，都非常有益处。所以，准妈妈在孕期适当吃些粗粮，不仅可以帮助通便，对准妈妈及胎儿的健康也非常有益处。

不过，粗粮虽好，吃多了却也对准妈妈的健康不利。因为粗粮中含有比较丰富的纤维素，而摄入过多的纤维素，可能影响到人体对脂肪、微量元素的吸收。比如，燕麦吃多了会影响铁和钙质的吸收，缺铁或缺钙的准妈妈就必须十分注意。

所以，准妈妈在吃粗粮的时候要注意方法，不要和补钙、补铁的食物一起食用，中间最好隔上40分钟左右。孕晚期每日食用粗粮的量，要控制在50克以内。

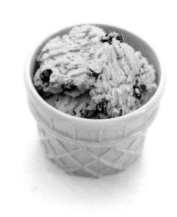

避免饮用酒精类饮料

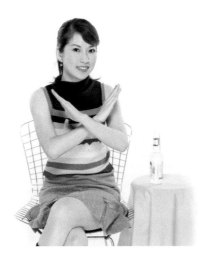

酒精对于胎儿的危害是无法挽回的。所以准妈妈在孕期最好不要饮酒，包括含酒精的饮料。

为了提高准妈妈对酒精的警惕，这里有必要再重申一下酒精的危害：在酗酒准妈妈中，会有10%~20%的胎儿患上"酒精综合征"，这类胎儿出生后，通常有四种症状：头小、瘦弱、面相不匀称和肌肉力量及控制较弱。情况严重的，可能早已胎死腹中，又或出世即患有先天性心脏病。所以，准妈妈一定要注意避免饮用酒精类饮料。

怎样判断自己是不是营养过剩

营养过剩是指准妈妈摄入的营养超过了自身和胎儿的身体需求，这些多出来的营养对于准妈妈和胎儿来说，会转变成对身体构成危害的因素。

比如无法消耗的热量会变成脂肪囤积在体内，让准妈妈和胎儿都变得肥胖，增加了准妈妈患妊娠并发症（高血压、糖尿病）的风险，过大的胎儿会增加分娩的难度……

那么，该如何判断准妈妈摄入的营养是否过剩呢？最方便、最常用的判断方法就是体重。怀孕期间，建议准妈妈每月称体重至少1次。孕早期的3个月，准妈妈会增加1.2千克左右，孕中期每周体重的增加量在0.35~0.5千克之间，孕晚期大约增重4千克，其中孕9月体重增加会减缓，孕10月体重会停止增加，甚至会轻一些。如果准妈妈的体重超出以上的平均值太多，最好去医院就诊，在医生的指导下进行调整。

准妈妈挑食，宝宝也会挑食吗

母子连心，准妈妈的饮食习惯确实会影响到宝宝出生后的饮食习惯。如果准妈妈在孕期胃口不好、偏食、挑食，或吃饭过程常被干扰，甚至有一餐没一餐的，那么，宝宝出生后就会经常表现出没有胃口、不喜欢吃东西、常吐奶、消化吸收不良，甚至宝宝长大出现明显偏食的现象等。

所以，如果准妈妈希望日后宝宝能有良好的饮食习惯，自己就要养成良好的饮食习惯。

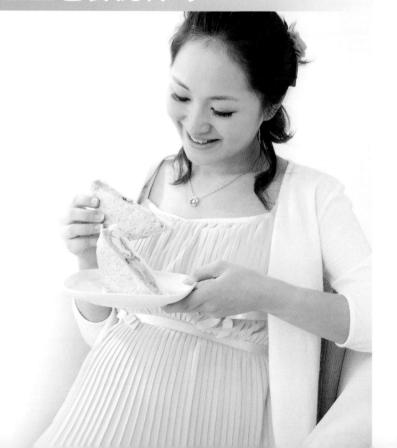

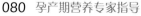

怎样控制食盐摄入量

吃盐太多不是引起孕期水肿的根本原因。孕期容易发生水肿的原因很多：子宫压迫下腔静脉，使静脉血液回流受阻；胎盘分泌的激素及肾上腺分泌的醛固酮增多，造成体内钠和水分潴留；体内水分积存，尿量相应减少；母体合并较重的贫血，血浆蛋白低，水分从血管内渗出到周围的组织间隙等，都是导致准妈妈水肿的原因。

但吃盐太多肯定会加重准妈妈水肿的症状。这是因为食盐中的钠离子是亲水性的，摄入过多会造成体内水的潴留，从而导致和加重水肿。所以，容易发生水肿的准妈妈，一定要注意控制每日的食盐摄入量。每日的食盐量控制在6克以内即可(相当于装满一啤酒瓶盖的量)。

如果准妈妈觉得低盐食物让人没有食欲，可以用些不含盐的调味品来增加口味，比如番茄汁、柠檬汁、醋、无盐芥末等。

准妈妈有水肿，吃啥能消肿

无论什么原因引起的水肿，药物治疗都不能彻底解决问题，必须改善营养，增加饮食中蛋白质的摄入，以提高血浆中白蛋白含量，改变胶体渗透压，才能将组织里的水分带回到血液中。另外应减少食盐及含钠食品的进食量，少食咸菜，以减少水钠潴留。

1 多吃新鲜水果和蔬菜。蔬菜和水果中含有人体必需的多种维生素和微量元素，可以提高机体的抵抗力，加强新陈代谢，还具有解毒利尿等作用，能减轻水肿。

2 饮食要清淡少盐，不要吃过咸的食物，特别不要多吃咸菜，以防止水肿加重。

3 少吃或不吃难消化和易胀气的食物，如油炸食品、洋葱、土豆等，以免引起腹胀，使加重水肿。多吃些利水消肿的食物，如红豆、冬瓜、西瓜、荸荠、鸭肉等，帮助排除体内多余水分，减轻水肿。

4 水肿比较严重的准妈妈，应适当控制水分的摄入。

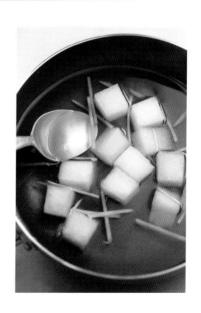

吃什么可以增加产力

分娩前期的饮食很重要，饮食安排得当，除了补充身体的需要外，还能增加产力，促进产程的发展，让准妈妈顺利分娩。

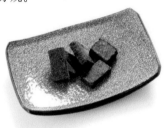

在第一产程中，由于时间比较长，准妈妈的睡眠、休息、饮食都会受到阵痛影响，为了确保有足够的精力完成分娩，准妈妈应尽量进食。以半流质或软烂的食物为主，如鸡蛋挂面、蛋糕、面包、粥等。巧克力也是很好的选择。

进入第二产程时，由于子宫收缩频繁，疼痛加剧，消耗增加。此时，准妈妈应尽量在宫缩间歇喝一些果汁，吃点藕粉、红糖水等流质食物，以补充体力，帮助胎儿的娩出。

一旦进入正式分娩，准妈妈就不应再进食或饮水。

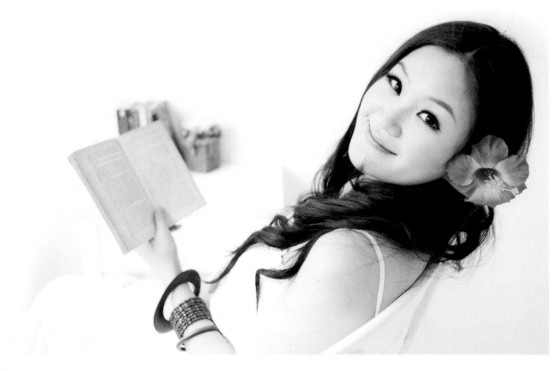

胎位不正，须评估生产方式

很多准妈妈到怀孕后期都会希望胎位转正，才能进行阴道生产，而所谓的胎位正就是胎儿头朝下臀部朝上。在怀孕初期胎位其实是随时在改变的，到7~8个月胎位才慢慢地固定下来。胎位不正大致有以下几种形式：

臀位：臀部为先露部位，有完全臀位(complete)，代表两脚弯曲；还有直式(frank)代表两只脚举起；以及足式(footling)，有单脚(single)或双脚(double)伸直；最后是膝式(kneeling)。

横位、斜位：胎儿肩部或躯干部位朝向产道，也就是呈横躺状。

若有胎位不正的妈妈，初期可每天早晚渐进式地先做10~15分钟膝胸卧式，在床上或软垫上，采取跪伏姿势，两手贴着床面，脸侧一边贴床面，双腿分开与肩同宽。但因其效果有限，因此如果无改善，仍需考虑剖宫生产。

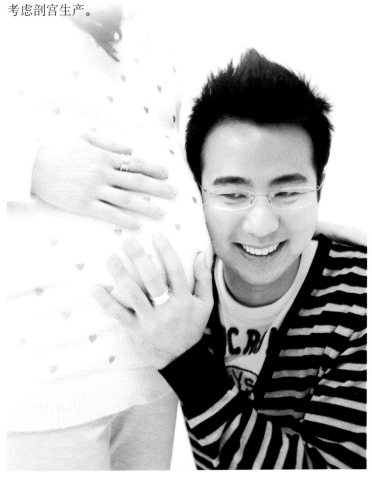

准妈妈患上痔疮怎么办

　　准妈妈怀孕以后，逐渐膨大的子宫，会慢慢影响盆腔内静脉血液的回流，使得肛门周围的静脉丛发生淤血、凸出，从而形成痔疮。所以，痔疮也可以看做是静脉曲张的一种。据统计，约有99%的准妈妈会在孕期受到痔疮的困扰。如果准妈妈在孕期得了痔疮，也不用过于惊慌，一般分娩后即可消除。为了避免痔疮随着孕期而加重，建议准妈妈从以下几个方面来进行改善：

1 多吃富含纤维素的新鲜蔬菜，如韭菜、芹菜、青菜，以利大便通畅。不要吃刺激性的调味品，如辣椒、胡椒、姜、蒜等。

2 平时注意多饮水。晨起后空腹喝一杯500毫升的淡盐水有助于排便。并且要养成每天定时排便的良好习惯。排便后，最好能用温水坐浴，以促进肛门局部血液循环。

3 不要久坐，尤其是不要长时间坐沙发。因为沙发质地软，久坐会加剧淤血程度，造成血液回流困难，诱发痔疮或加重痔疮。

4 适当增加提肛运动的频率，每天有意识地做3~5组提肛，每组30下。具体步骤：思想集中，并拢大腿，吸气时收缩肛门括约肌；呼气时放松肛门。

　　准妈妈千万不要擅自使用痔疮膏，以免不明药物对胎儿产生影响。即使需要手术治疗，也要等到生育之后再做。如果妊娠痔疮严重，可在医生指导下服用麻仁滋脾丸，缓解便秘。但注意一定不能吃泻药，否则易发生流产或早产。

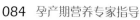

准妈妈如何预防静脉曲张

预防静脉曲张要避免久坐久蹲，不要提重物，不要穿紧身的衣服，要控制体重，注意运动等。

以下是预防静脉曲张的一些注意事项：

1 每天做适度温和的运动。坚持锻炼有助于避免过量脂肪堆积、保持良好的血液循环并强韧血管。慢走、游泳都是不错的选择，但要避免过度的有氧运动，比如蹬自行车和慢跑，因为这些会增强腿部静脉的压力，使问题加重。

2 控制体重。如果超重，会增加身体的负担，使静脉曲张更加严重。准妈妈应使妊娠期的体重增加控制在正常范围：8~13.5千克。

3 不要穿紧身的衣服。腰带、鞋子都不可过紧，而且最好穿低跟鞋。准妈妈也可以在医生指导下，穿着渐进压力式的医疗级弹性袜来减轻静脉曲张症状。

4 睡觉时尽量左侧躺，避免压迫到腹部下腔静脉，减少双腿静脉的压力。建议准妈妈睡觉时用枕头将脚部垫高。

5 尽量避免长期坐姿、站姿或双腿交叉压迫。准妈妈休息的时候可将双腿抬高，能帮助血液回流至心脏。

6 不要提重物。重物会加重身体对下肢的压力，不利于症状的缓解。

7 避免高温。高温易使血管扩张，加重病情。

出现轻度静脉曲张时，可用弹力套或弹力绷带按着曲张部位大小缝拼成套，套在患侧的腿上。曲张严重的要卧床休息，并尽量防止便秘、咳嗽等，以免增加腹部压力而加重病情，甚至引起破裂。

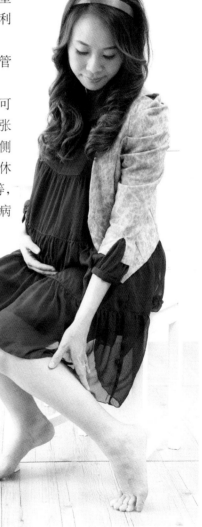

怎样才能避免会阴侧切

为避免会阴侧切，建议准妈妈在医生的正确指导，开始按照如下方法进行会阴按摩和锻炼。在进行会阴按摩和锻炼之前，准妈妈应该先咨询医生自己是否可以进行该项练习。如果可以，准妈妈可以让医生给自己提供一些可行的指导。以下是会阴按摩和锻炼的步骤指导：

1 修剪指甲，准妈妈将手洗净，坐在一个温暖舒适的地方，把准妈妈的腿伸展开，呈一个半坐着的分娩姿势。然后把一面镜子放在会阴的前面，面朝会阴部。这样准妈妈就可以清楚地看见会阴周围肌肉组织的情况了。

2 选择一些按摩油，例如纯的菜子油，或者水溶性的润滑剂，用准妈妈的拇指和手指把按摩油涂在会阴周围。

3 把准妈妈的拇指尽量深地插入阴道，伸展双腿。朝直肠的方向按压会阴组织。轻柔地继续伸展会阴口，直到准妈妈觉得有些轻微的烧灼或刺痛的感觉。保持这种伸展，直到刺痛的感觉平息，然后继续前后地轻柔按摩阴道。

4 按摩当中，在阴道里钩起准妈妈的拇指，并且缓慢地向前拉伸阴道组织，分娩时胎儿的头也会这样出来的。

5 最后，前后轻柔按摩拇指和食指之间的肌肉组织大约1分钟。

过于用力会引起会阴部敏感的肌肤出现淤伤和刺痛。同时，在按摩期间不要用力按压尿道，因为这样会导致感染和发炎。

怎样布置完美婴儿房

孕10月准妈妈就可以布置好婴儿房来迎接宝宝了，不过准妈妈在布置婴儿房时要注意以下事项：

1 居室环境：婴儿居室应选择向阳、通风、清洁、安静的房间。新生儿体温调节中枢尚未发育成熟，体温变化易受外界环境的影响，故

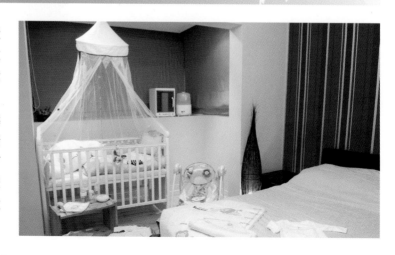

选择能使新生儿保持正常体温，又耗氧代谢最低的环境很重要。婴儿居室的室温在18℃~22℃之间。

2 室内湿度要适宜：过于干燥的空气使婴儿呼吸道黏膜变干，抵抗力低下，也可发生上呼吸道感染，故需注意保持室内一定湿度，湿度在50%~60%为佳。加湿方法，如有空气加湿器更好，也可在冬季时往暖气片上放些干净的湿布。夏季时地面上洒些清水。

3 居室的装修布置：婴儿居室的装修、装饰，要简洁、明快，可吊挂一个鲜艳的大彩球及一幅大挂图，以刺激婴儿的视觉，为以后的认物打基础，但不要将居室搞得杂乱无章，使婴儿的眼睛产生疲劳。不能让婴儿住在刚粉刷或刚油漆过的房间里，以免中毒。

婴儿的居室最好不铺地毯，因地毯不易清洗、清洁，易藏污垢，不仅是致病源还可能是过敏源，另外也不利于婴儿日后的行走练习。

胎儿脐带绕颈怎么办

脐带绕颈与脐带长度及胎动有关，如胎儿较多的自动回转或外倒转术，都可能导致脐带绕颈。脐带绕颈松弛，不影响脐带血循环，不会危及胎儿，不必过于担心。

但如果脐带绕颈过紧可使脐血管受压，致血循环受阻或胎儿颈静脉受压，使胎儿脑组织缺血、缺氧，造成宫内窘迫甚至死胎、死产或新生儿窒息。这种现象多发生于分娩期，如同时伴有脐带过短或相对过短，往往在产程中影响先露下降，导致产程延长，加重胎儿缺氧，危及胎儿。要照顾好脐带绕颈的胎儿，建议准妈妈：

1 坚持数胎动，胎动过多或过少时，应及时去医院检查。

2 坚持作好产前检查，及时发现并处理胎儿可能出现的危险状况。

3 通过胎心监测和超声检查等间接方法，判断脐带的情况。

4 要注意减少震动，保持睡眠左侧位。

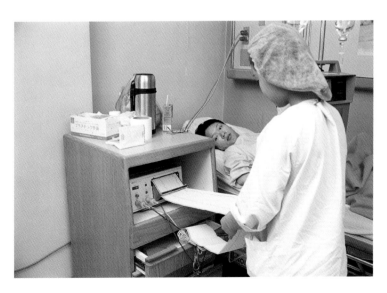

怎样判断异常宫缩

准妈妈在怀孕期间会有一些异常宫缩，面对这种情况不要慌张，应仔细辨别，采取相应的措施。

以下是常见的3种异常宫缩，准妈妈要学会判断：

1 频繁宫缩：一般计算宫缩时，如果每小时宫缩次数在10次左右就属于比较频繁了，应及时去医院，在医生指导下服用一些抑制宫缩的药物，以预防早产的发生。

2 假性阵痛：到了怀孕最后期，宫缩变得频繁，甚至10~20分钟就收缩一次，部分还呈现规律性，有时伴有阵痛，令准妈妈感到很不舒服。这时候的宫缩，很难与进入待产的真正阵痛区分，必须到医院检查与进一步观察。

3 早产宫缩：当准妈妈发生早产时，子宫收缩压力增加，准妈妈不但下腹部酸痛，还会痛到腹股沟甚至有持续性下背酸痛；严重的还会伴随阴道分泌物增加及阴道出血。而当有不正常的分泌物或出血情况时，就要尽速就诊，预防早产。

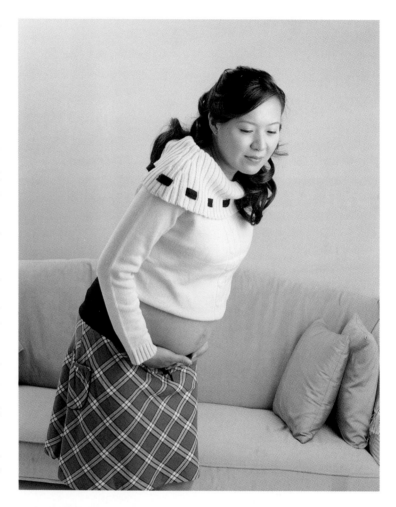

一般情况下，到预产期只有伴有疼痛的宫缩，才是分娩的先兆。开始宫缩引起准妈妈轻微的疼痛，一会儿过去了，然后宫缩像浪潮一样涌来，阵阵疼痛向下腹扩散，或有腰酸下附排便感，这种宫缩是为胎儿出生作准备。这时只要和医生合作，利用准妈妈练习过的呼吸操配合宫缩，就能顺利地渡过分娩关。

生产就像经历一场百米赛跑

常到有人说，生孩子花了一天一夜，最后才终于生出来，对于没有生过小孩的初产妇而言，其实生产的过程就像经历百米赛跑一样，整个产程所耗尽的体力，还有所花费的时间，都需要十足的耐力才能完成。产程可主要可分为以下三个部分：

*1. 第一产程：真正产痛，开始至子宫颈开全为止。

一般而言，从规则阵痛到子宫颈开全，初产妇约为13小时，而经产妇约为7.5小时，因此经产妇平均来说会生得比较快。

不过，第一产程又可分为潜伏期和加速期，而其感觉疼痛的程度是越来越强烈。

潜伏期：指的是从阵痛开始到子宫颈开4厘米(2指)，会有规律宫缩，同时子宫颈开始扩张变薄，但胎儿未有显著的下降。初产妇潜伏期时间平均约8.6小时，但不会超过20小时；经产妇潜伏期平均时间为5.3小时，不超过14小时。

加速期：指的是从阵痛开始到子宫颈从4厘米扩张到10厘米的统称，宫缩持续增强，疼痛感增加，而且妈妈会感到焦虑。子宫颈由4厘米扩张到7厘米阶段时，胎儿逐渐下降，

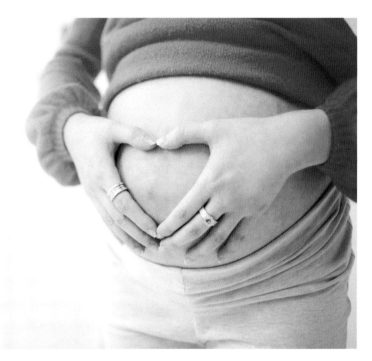

子宫颈扩张初产妇应每小时至少1.2厘米，经产妇每小时至少1.5厘米；当子宫扩张由8厘米到10厘米时，速度较为缓慢，且胎儿下降速度增加，初产妇胎儿下降平均每小时至少1厘米，经产妇每小时至少2厘米，初产妇不应超过3小时，经产妇不应超过1小时。

*2. 第二产程：子宫颈开全至胎儿娩出为止。

指的是子宫口开全到胎儿娩出，初产妇约50分钟，经产妇约20分钟。

*3. 第三产程：胎儿娩出至胎盘娩出为止。

约需1~5分钟。

＊拉梅兹呼吸法 生产用对力

到了第二产程时，此时就可以准备送产台生产，在这个过程中，准妈妈务必听从专业护理人员的指示，保持好体力和平稳的呼吸，才有助于让生产过程更为平顺，生产过程大致按以下的顺序进行：

1 以截石位分娩(跨脚)。

2 由一护士为产妇做阴部及会阴四周冲洗消毒。

3 一名住院医师或专科助理穿手术衣戴无菌手套后铺产台及采取局部醉剂。

4 主治医师前来接生。

此外，生产过程中可以配合拉梅兹呼吸法，其最大的好处就是可放松身体，减少对子宫的压迫与体力的消耗，并可缓和减少紧张所带来的惧怕与痛苦，同时头脑可以更清醒地用特殊的呼吸去反应收缩。生产过程的正确用力法，必须配合子宫收缩时用力，将双脚跨开，膝盖屈起，大腿靠身体往外开，手可抓住小腿，然后深吸一口气，接着读秒(约10秒)，憋气开始用力，此时身体不要随意扭动，可减轻疼痛感。准妈妈用力的时候千万不要把力量憋在头颈部，否则会造成眼睛出血的状况，这都是用错力造成的后遗症，务必抓握把，手肘向后向上拉，借着相对反作用力，像解大便一样在腹部用力才正确。更重要的是，准妈妈务必听从专业护理人员的指导，摆好正确的姿势，才能好好地用力，也有事半功倍的效果。

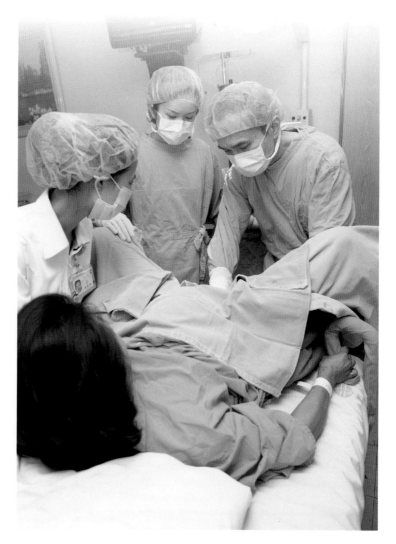

孕 8~10 个月的关键饮食

三鲜烩鱼唇

功效：可以为准妈妈补充丰富的优质蛋白质，满足胎儿的生长需要，预防体形短小儿或早产的发生。

材料：水发鱼唇 500 克，叉烧肉 100 克，西蓝花 100 克，冬菇（干）6 朵，红萝卜 5 片，姜 3 片，葱（切段）2 棵，上汤 300 克，料酒 10 克，生抽 15 克，盐 2 克，糖 1 克，淀粉 3 克，麻油、胡椒粉、植物油各少许。

做法：

1 将鱼唇洗净，加入少量姜、葱，放入开水中煮 5 分钟取出，冲洗干净，切成小段；西蓝花洗净摘小朵，放入开水锅中，加少量油、盐，焯熟盛起；冬菇泡软去蒂；叉烧肉切片备用；将淀粉用水调稀备用。

2 锅中加植物油烧热，下入姜片、葱段爆香，加上汤，加入各种调味料煮开。

3 放入鱼唇烩软，加入红萝卜、叉烧肉、西蓝花拌匀，用水淀粉勾芡，即可出锅。

木耳炒茭白

功效：木耳是补血、降压佳品，尤其适合血压偏高的孕准妈妈食用。

材料：茭白 250 克，水发木耳 100 克，葱 15 克，蒜片、姜片各 10 克，盐 3 克，淀粉 10 克，鲜汤 20 克，鸡精、胡椒粉、植物油各少许。

做法：

1 茭白洗净，切成 4 厘米长的细丝；木耳洗净，撕成小朵备用；葱用斜刀切成马耳朵形备用；将盐、胡椒粉、鸡精、鲜汤、淀粉放到一个碗里，兑成咸鲜茭汁备用。

2 锅中加植物油烧热，下入姜片、蒜片炒香，再下入茭白、木耳炒至断生。

3 加入葱花及咸鲜茭汁，待菜料熟、汤汁浓稠后，出锅装盘即成。

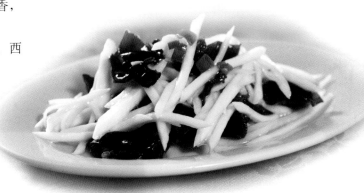

什锦牛骨汤

功效：含有丰富的钙质，对准妈妈和胎儿都极为有益。

材料：牛骨1000克，红萝卜500克，番茄200克，紫甘蓝200克，洋葱1个，黑胡椒5粒，盐、植物油各适量。

做法：

1 将牛骨斩成大块洗净，放入开水中煮5分钟左右，取出冲净；红萝卜去皮，切成大块；番茄洗净切成4块；紫甘蓝洗净切成大块；洋葱去皮，切成比较大的块备用。

2 锅中加油烧热，改成小火，下入洋葱炒香，加入适量水烧开。

3 加入牛骨、红萝卜、番茄、紫甘蓝、黑胡椒，煮3小时左右，加入盐调味即成。

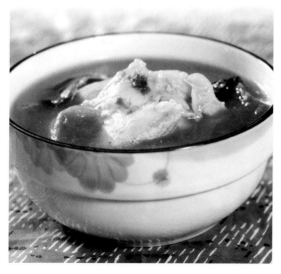

糖醋银鱼豆芽

功效：可以为准妈妈补充丰富的钙和维生素A，预防妊娠高血压综合征。

材料：银鱼20克，黄豆芽300克，鲜豌豆50克，胡萝卜50克，葱花10克，醋1大匙，白糖1小匙，盐1小匙，鸡精、植物油各少许。

做法：

1 将银鱼洗净，投入沸水中焯一下，捞出来沥干水；将豌豆煮熟，过一遍凉水，沥干水备用；黄豆芽洗净、胡萝卜洗净切丝备用；将白糖、醋、盐、鸡精放入一个碗里，兑成调味汁。

2 锅中加植物油烧热，下入葱花爆香，下入黄豆芽、银鱼及胡萝卜丝略炒。

3 加入煮熟的豌豆，翻炒几下，倒入调味汁略炒即可。

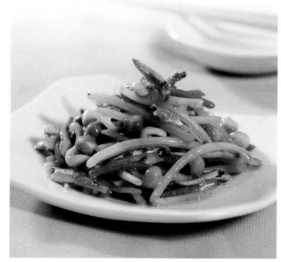

双耳牡蛎汤

功效： 可以为准妈妈补充钙、铁、锌等营养素，还有安神和防治便秘的作用。

材料： 水发木耳 100 克，水发银耳 50 克，牡蛎 100 克，高汤 500 克，葱姜汁 20 克，料酒 10 克，盐 3 克，鸡精 2 克，醋、胡椒粉各少许。

做法：

1 将木耳、银耳洗净，撕成小朵；牡蛎放入沸水锅中焯一下捞出。

2 锅内加高汤烧开，放入木耳、银耳、料酒、葱姜汁煮 15 分钟。

3 下入焯好的牡蛎，加入盐、醋煮熟，加鸡精、胡椒粉调匀即可。

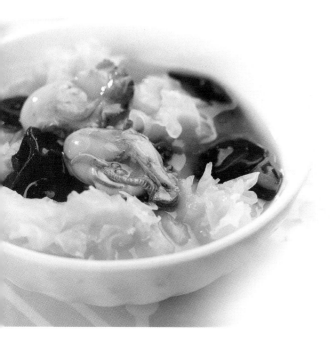

木耳烧猪腰

功效： 可以补肾壮腰、填精生髓、宁心安神，对胎儿脑髓、脊髓及骨骼的发育有很好的促进作用。特别适合血压偏高、睡眠质量差、有水肿的孕准妈妈食用。

材料： 猪腰子 2 只（约 500 克），水发黑木耳 50 克，水发金针菜 20 克，红枣 3 枚，葱花、姜末、香菜末各 5 克，酱油 1 大匙，料酒 1 小匙，水淀粉适量，白糖、盐、鸡精、胡椒粉、花生油各少许。

做法：

1 将猪腰子洗净，剥去外膜，去掉臊腺，在上面剞麦穗花刀；金针菜、黑木耳洗净焯熟，放在一个大碗里；红枣洗净，泡软去核备用。

2 锅中加花生油烧热，下入姜末、葱花煸香，加入白糖、料酒、盐和适量清水烧沸，下入腰花、红枣，烧沸，略煮几分钟。

3 加入酱油、鸡精，用水淀粉勾芡。

4 撒上胡椒粉、香菜末，倒入盛木耳和金针菜的大碗中即可。

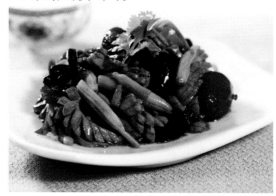

芋头烧牛肉

功效：芋头具有健脾强胃、消疬散结、清热解毒、滋补身体的功效。牛肉含蛋白质、脂肪以及多种维生素，具有健脾益肾、补气养血、强筋健骨的功能。牛肉与芋头搭配食用，对脾胃虚弱、食欲缺乏及便秘有防治的作用，还有防止皮肤老化的功效。

材料：牛肉300克，芋头200克，葱段、姜片、大料、桂皮、花椒各少许，盐、料酒、鸡精、糖色各适量。

做法：

1 牛肉洗净切成小方块；芋头洗净，去皮切成滚刀块；葱段、姜片、大料、桂皮、花椒包入纱布袋中备用。

2 锅置火上，加足量水烧沸，放入牛肉焯水后捞出，用凉水洗净血沫。

3 另起锅，加入清水适量，下入牛肉块和包了香料的纱布袋，大火烧开，加糖色煮10分钟左右，改小火继续煮。

4 至牛肉九成熟时，放入盐、料酒调味，再把芋头放入锅内，炖至牛肉块酥烂时，取出料包，加鸡精拌匀即可。

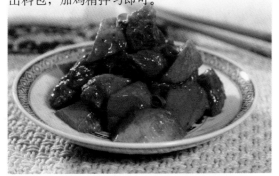

茄泥肉丸

功效：可以补肾养血，滋阴润燥，为准妈妈补充铁和维生素。

材料：猪肉(肥瘦各一半)250克，嫩茄子500克，鸡蛋2个，葱10克，姜5克，酱油20克，料酒15克，淀粉10克，盐、胡椒粉、植物油各3克。

做法：

1 将猪肉洗净，放入绞肉机中绞碎，放入一个大碗中，加入酱油、料酒、盐、胡椒粉及少量淀粉拌匀；将鸡蛋打到一个干净的碗里搅匀；葱切末，姜拍碎剁成末，一起浸泡在一小碗冷水里备用。

2 茄子洗净切条，隔水蒸20分钟左右。

3 取出茄子，加入少许葱姜水，捣成泥状，拌入肉泥中，向同一方向搅匀。

4 锅内加油烧热，将茄泥肉糊用小勺挑到手中，用大拇指和食指挤成小丸，蘸上蛋液和淀粉，放到锅里炸。

5 炸的时候先用中火稍炸，后用小火炸熟内部，起锅前再用大火将外皮炸脆，捞出来控干油，摆在盘中即可。

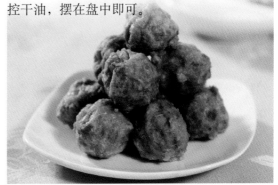

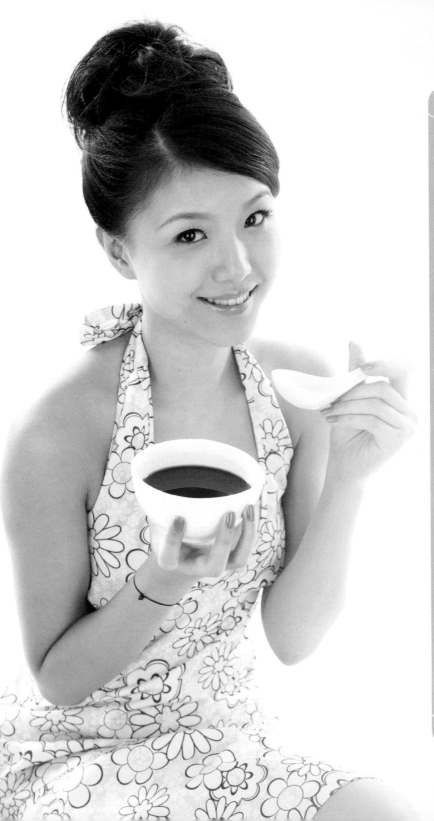

第 **5** 章

轻松度过月子恢复关键期（产后 1~6 周）

月子恢复期
营养新知快递

月子坐得好　妈妈人不老

*帮助补充营养恢复元气

女人生产的过程，仿佛经历了一场身体的变动，骨盆、子宫颈必须扩张成可以通过一个胎儿的管道，体内激素不断改变，连带着全身筋骨及器官、五脏六腑也受影响，变得异常脆弱，容易受伤或扭伤，更严重的是，容易被四周环境之中的风、寒、湿邪所侵袭，产生关节炎、筋骨酸痛、寒痛等感觉。除此之外，就中医的观点来说，生产之后，是女人调理身体相当重要的一段时间，因为怀孕的过程中，妈妈将大部分的身体营养透过脐带提供给胎儿，自己也会流失许多养分，不仅气血耗损，还有可能导致头晕脑涨的状况，因此产后的妈妈一定要坐好月子，其最大的好处就是帮助身体恢复元气、调整体质，让身体变得比

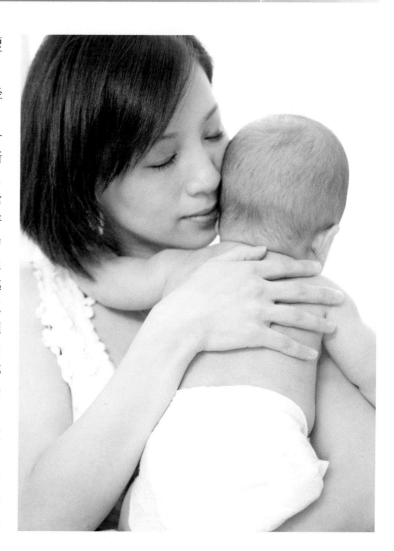

生产之前更好，再者还能帮助产后的伤口迅速恢复，特别是剖宫产的妈妈。

＊坐月子必须掌握的四大要点

产后最常发生的状况有头晕、肌肉僵硬、便秘等，以中医的观点，坐月子要把握的重点大概有以下四项，虽然说现代的环境设备已比从前进步许多，不过遵循过去古老的智慧，适时加入现代观点，仍有其益处。

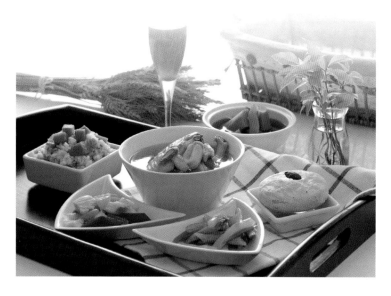

1. 慎寒温

随着室内湿度、温度变化，妈妈穿着的服装与室内所使用的电器设备应作适当的调整，让室内温度保持在25℃~26℃之间，湿度50%~60%，穿着长袖、长裤、袜子，做好保暖工作，避免着凉、感冒，或者使关节受到风、寒、湿的入侵。

2. 适劳逸

刚生产完的妈妈会感到虚弱、头晕、乏力，因此起床的时间不要超过半小时，不过等体力逐渐恢复就可以将时间稍稍拉长些，时间还是以1~2小时为限，并且避免长时间地站立，以免出现腰酸背痛、腿膝踝关节疼痛等症状。等到身体恢复状况更好时，可开始进行适度的运动和休息，对恶露排出、筋骨和身材的复旧有所帮助。

3. 勤清洁

头发、身体要清洗，以保持干净，避免头皮毛囊发炎。不过这与我们过去所认定"坐月子期间不能洗头洗澡"的观点大不相同。事实上古代环境简陋，生活条件差，又没有电器设备，因此孕妇容易受到风寒而感冒，不过现在室内都有电暖器，因此产后第二天如果头不晕，且身体状况良好，就可以开始洗澡，产后5~7天可以洗头，不过要记得洗完头后要马上吹干，以免日后偏头痛找上门。

4. 调饮食

坐月子的饮食还是以温、补为重，不吃冰冷生冷食物，避免食物不洁造成肠胃不适，并根据个人先天体质的虚实寒热，请医师根据个人体质来设计菜单比较妥当。如果产后哺乳不顺，恶露排出状况不佳，或者有感冒、头痛、口苦、口破、皮肤痒、胃痛、失眠、盗汗等状况发生，必须请教医师改变饮食或药物。

＊坐月子应忌口的食物和应增加的营养

坐月子期间最重要的是摄取足够的营养，而非吃到过量，采取三餐定量或者少量多餐的方式为佳，吃太多其实并无帮助。以下提出一些应忌口的食物和应增加的饮食营养原则：

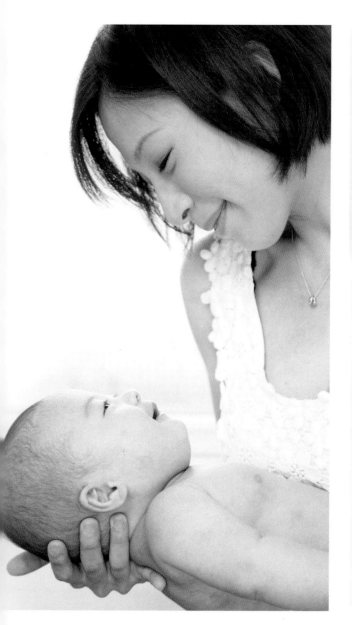

NO

*寒凉：温度过低、食材属性偏寒则不要吃，像是白萝卜、瓜果类。

*辛辣：大家最喜欢用来进补的麻油鸡，烹调过程中酒精要完全挥发，否则会太辛燥，反而让伤口不容易复原。还有像是麻辣锅也绝对不能吃。

*油腻：像是猪油、内脏的脂肪都过多，会让身材难以回复。还有像是糯米也会让妈妈感觉难消化而胀气。

YES

蛋白质：像是蛋、奶、肉、鱼、豆类等优质蛋白质，可帮助伤口修复。

纤维质：必须增加高纤维质的摄取，多吃新鲜蔬果，也可喝一些蜂蜜水、酸奶、鲜奶。此外，规律的运动可以帮助肠胃蠕动。

铁：怀孕期间帮助胎儿造血，以及生产会大量失血，因此要多补充铁质，如红肉、猪肝等。

钙：有人说"生一个孩子掉一颗牙"，是因为胎儿发育骨骼、指甲等都会吸取妈妈的钙，因此可多喝牛奶，吃一些小鱼干补充钙质。

水分：从汤品中摄取为佳，采取温补，还可帮助发奶。

坐月子期间吃水果有何禁忌

水果大多为凉性的，水分多，而产后宜温，因此很多人认为坐月子期间不可以吃水果。其实，水果也分性寒、性热以及性平。

水果中含有人体必需的营养素，妈妈产后的身体康复及乳汁分泌都需要更多的维生素和矿物质，尤其是维生素C具有止血和促进伤口愈合的作用，而水果中就含有大量的维生素C，而且其他特有的营养元素也非常丰富，有利于妈妈身体的恢复。

同时，妈妈在月子里容易发生便秘或排便困难，而水果中含有大量食物纤维，可促进肠道蠕动，水果中的果胶对防止产后便秘也是有利的，利于产后通便。

所以，坐月子期间可以吃水果，而一些寒性瓜果，如西瓜、火龙果等，应该少吃或者不吃。

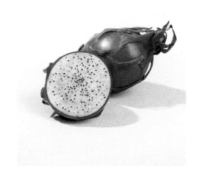

产后喝催奶汤有什么讲究吗

猪蹄汤、瘦肉汤、鲜鱼汤、鸡汤等含有丰富的水溶性营养，不仅利于体力恢复，而且能帮助乳汁分泌，是妈妈坐月子期间的最佳营养品。不过喝汤可没那么简单，坐月子期间喝汤是有讲究的。

1 喝汤时间有讲究：肉汤中含有易于人体吸收的蛋白质、维生素、矿物质，对乳汁有很大的影响，但是应注意喝汤时间。如果妈妈的乳汁分泌充分，就应迟些喝汤，以免乳汁分泌过多造成乳汁淤滞；如果产后乳汁迟迟不下或者下得很少，就应早些喝点汤，以促使下乳，满足宝宝的需求。

2 适时适量喝汤：肉汤营养丰富，水分充足，产后出汗多再加上乳汁分泌，妈妈需要的水分量要高于一般人，因此，产后一定要适时适量多喝汤水。

月子里的汤水太油腻，肉汤中含有过多的脂肪，妈妈摄入越多，乳汁中的脂肪含量也就越多。含有高脂肪的乳汁不易被婴儿吸收，往往引起新生儿腹泻，因此，在熬制肉汤时不要过浓，或者在熬制好肉汤后动手去除过多的浮油脂。

常规的去油方法有两种，一是烧开了，在沸腾的中心取汤；二是放凉了，油凝固了，再把油捞出来。不过，也可以在喝汤时直接用吸管，注意汤不能太烫，这样也可以避免油脂的摄入。

产后吃红糖需要注意什么

红糖是月子里的必备食品，产后吃红糖可以补血，不过，如果妈妈认为红糖水可以放心大胆地喝，那就错了！所谓过犹不及，若无限制地食用红糖水，对身体非但无益反而有害。

红糖水有活血化瘀的功效，如果妈妈产后恶露不行、经血阻滞，食用红糖水有利于恶露的排出。如果妈妈子宫收缩较好，恶露的颜色和量都比较正常的话，食用红糖水时间过长，会使恶露增多，导致慢性失血性贫血，而且会影响子宫恢复以及妈妈的身体健康。

同时，由于红糖性温，如果坐月子的时间是在炎热的夏天，再大量地喝红糖水，会使汗液增多，口渴咽干，阴道流血增多，如伴有产后感染性疾病，可能会出现发热、头晕等症状。夏季分娩或产褥的中晚期，食用白糖也很适合。红糖、白糖各有其不同的特点，白糖性平，有润肺生津的功效，适用于一些伴有发热、汗多、手足心潮热，阴道流血淋漓不断、口渴咽干等症的妈妈。因此，在产后合理搭配红白糖的食用，对妈妈身体的恢复会更加有利。

坐月子的时候建议妈妈食用红糖最好控制在10~12天之内，每天的量也不宜过多，大概一次一大匙调水喝就可以，每天不超过3次。

产后奶水少，吃什么能催奶

由于妈妈的饮食会影响母乳的量，所以，奶水少的妈妈可以适当地吃些催奶的食物。如：花生炖猪蹄、青木瓜炖排骨等，同时注意水分的摄取，多给宝宝吸吮乳头，泌乳量自然就会慢慢增加。

麻油鸡等有加米酒料理的食材也有助于催奶，但因米酒中含有酒精，有部分会经由吸食母乳的方式被宝宝摄取到体内，所以建议使用酒来烹煮食物时应增加烹煮的时间，使其中的酒精尽量挥发掉，以免宝宝摄食过量的酒精，进而影响宝宝的睡眠。

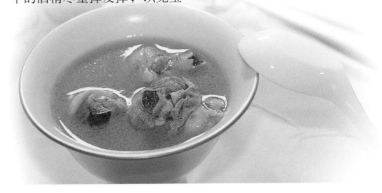

哪些食物会阻碍乳汁分泌

大麦及其制品	如大麦芽、麦乳精、麦芽糖等，这些食物有回乳作用，故产后哺乳期应忌食
韭菜	具有退奶的功效，哺乳期间也应注意避免食用
竹笋、菠菜、苋菜	含植物酸，会影响钙、铁、锌等微量元素的吸收，哺乳期间也要少吃

老母鸡汤能催奶吗

母鸡，尤其是老母鸡，被认为是坐月子的最佳食品，不但能增强体质、增进食欲，还能促进乳汁分泌，是坐月子期间必备的营养食品，其实这是不对的，老母鸡吃多了易引起回奶，对哺乳不利。

为了给宝宝哺乳，妈妈产后血液中的激素浓度会大大降低，导致催乳素发挥催乳作用，促使乳汁分泌。而老母鸡的卵巢和蛋衣中含有一定量的雌激素，老母鸡中的激素更多，产后大量食用老母鸡会加大新妈妈体内雌激素的含量，会使血液中雌激素浓度增加，催乳素的效能就因之减弱，进而导致乳汁不足，甚至完全回奶。

比起老母鸡，小公鸡更适合产后的妈妈食用。小公鸡体内所含的少量雄激素有对抗雌激素的作用，会促使乳汁分泌，这对婴儿的身体健康起着潜在的促进作用。而且从营养上来说，小公鸡中的营养成分要比老母鸡高得多。小公鸡的肉里含蛋白质较老母鸡多，而且小公鸡肉含弹性结缔组织比较少，做熟后，鸡肉很容易分离开，变得细嫩、松软，更有利于人体消化吸收，非常适合产后哺乳的妈妈食用。

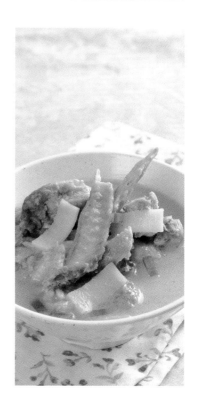

吃啥可以让伤口恢复快

分娩后会阴疼，或是剖宫产刀口疼是每个新妈妈都会遇到的，解除这类疼痛的最好方法是热水浴、按摩和一些能够放松的方法，产后适当做一些运动也能减轻症状。另外还可以采用食疗法缓解疼痛。

注意补充蛋、瘦肉，促进伤口修复；多吃新鲜蔬菜和水果，多喝猪蹄汤等汤饮，除细粮外应吃些粗粮，不吃辛辣及刺激性食物。在伤口未愈合前要少吃鱼类，鱼中含有的有机酸物质，具有抑制血小板凝集的作用，不利于伤口愈合。

什么食物能帮助尽早排出恶露

胎儿出生后，胎盘也随之娩出。之后，恶露也随之排出。有很多食物都可以帮助妈妈在月子期间尽早地排出恶露。

山楂	山楂不仅能够帮助妈妈增进食欲，促进消化，还可以散淤血
红糖	红糖有补血益血的功效，可以促进恶露不尽的妈妈尽快化淤，排尽恶露
藕	藕具有清热凉血、活血止血的作用，适合产后恶露不尽的妈妈食用，可以帮助改善症状
阿胶	阿胶具有补血、止血的功效，对子宫出血具有辅助治疗作用，既可养身又可止血，对产后阴血不足、血虚生热、热迫血溢引起的恶露不尽有治疗作用
生化汤	生化汤活血散寒，祛淤止血，适用于产后淤阻腹痛、拒按、恶露不净、滞涩不畅、色暗有块，或面色青白、四肢不温等症状

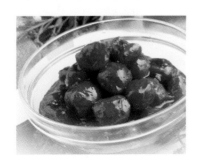

注意，如果妈妈子宫收缩较好，恶露的颜色和量都比较正常的话，就要停止食用这类食材了。因为这些食物食用时间过长，会使恶露增多，导致慢性失血性贫血，而且会影响子宫恢复以及新妈妈的身体健康。

怎样观察恶露

产后恶露按性状可分为3种：

1 血性恶露，产后1~3天的时候排出，量多、色鲜红，含有大量血液、黏液及坏死的内膜组织，有血腥味。

2 浆性恶露，产后4~10天排出，随着子宫内膜的修复，出血量逐渐减少，颜色转为暗红色与棕红之间，子宫颈黏液相对增多，且含坏死蜕膜组织及阴道分泌物和细菌，无味。

3 白恶露，产后1~2星期排出，恶露转变为白色或淡黄色，量更少，早晨的排出量较晚上多，一般持续3周左右停止。

产后恶露持续4~6周。期间如果发生血性恶露持续两周以上、量多或脓性、有臭味；恶露量太多(半个小时浸湿两片卫生垫)、血块太大或血流不止等情况时，建议妈妈及时去医院就诊，以免发生危险。

一般情况下，妈妈可以按以下建议作好日常护理：

1 多用环形方向按摩腹部子宫位置，让恶露能够顺利地排出。

2 大小便后用温水冲洗会阴，擦拭时务必由前往后擦拭或直接按压拭干，勿来回擦拭。冲洗时水流不可太强或过于用力冲洗，否则会造成保护膜破裂。

3 建议采用卫生垫，不宜用棉球，刚开始约1小时更换一次，之后2~3小时更换即可。更换卫生垫时，由前向后拿掉，以防细菌污染阴道。手不要直接碰触会阴部位，以免感染。

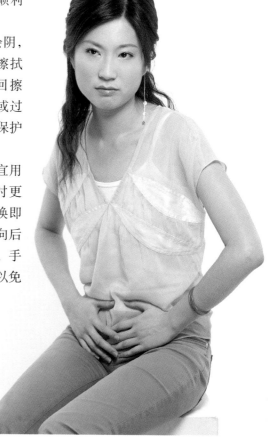

产后大小便要注意什么

由于会阴伤口疼痛及生产时膀胱和尿道受损及压迫，妈妈可能在产后有解小便解不干净的感觉，如果4小时后仍没有排尿或者解小便不通畅，建议及时找医生就诊，以免发生尿液潴留。

尿液潴留会提高泌尿道感染的机会，且胀满的膀胱也可能使子宫移位，影响子宫收缩，甚至造成子宫出血。为了避免尿液潴留，建议妈妈：

1 每15~20分钟收缩和放松骨盆肌肉5次，这样可以刺激排尿，避免使用导尿管。

2 适量喝水，食用蔬菜水果、高纤维食物。

3 下床排尿前，要先吃点东西才能恢复体力，以免晕倒在厕所里。

4 上厕所的时间如果较长，站起来的时候动作要慢，不要突然站起来。

如果使用导尿管，产褥垫要经常更换，3~4小时更换一次，同时清洗会阴部。

另外，产后由于腹压消失、饮食中缺少纤维素、产妇的卧床都可促成肠蠕动减弱，排空时间延长，会阴切口的疼痛使得产妇不愿意做排便的动作，产后出汗又多，以上原因均易导致便秘。为了促进产后的排便，建议妈妈：

1 适量喝水，多吃新鲜水果，在产褥期应以易消化的半流质食物为主，有条件的话，吃全麦或糙米食品。避免咖啡、茶、辣椒、酒等刺激性食物；避免油腻的食物。

2 适当下床活动，并养成每日按时排便的良好习惯。

3 避免忍便，或延迟排便的时间，以免导致便秘。如果有便秘情况，可按医生指示使用口服轻泻剂或软便剂，如肛门内开塞露，能缓解大便秘结。

4 排便之后，使用清水由前往后清洗干净。

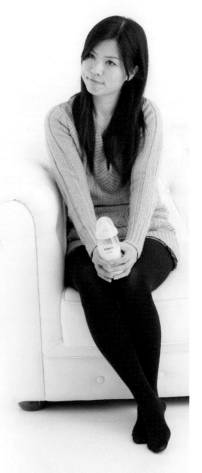

会阴侧切后如何护理

会阴侧切术后的恢复护理非常重要，如不注意容易引起感染。

会阴侧切术后的恢复护理有以下几个要点：

1 拆线前，每天应该冲洗两次伤口。大便后也要冲洗1次，避免排泄物污染伤口。清洗时，可用一个消过毒的瓶子装满水，用喷射出来的水流冲洗伤口，或者用水拍打会阴周围，这样比干擦感觉要好得多。

2 拆线后，如恶露还没有排干净，仍然应该坚持每天用温开水冲洗外阴两次。

3 保持大便通畅，以免伤口裂开。排便时，最好采用坐式，并尽量缩短时间。

4 拆线后伤口内部尚不牢固，最好不要过多地运动，也不宜做幅度较大的动作。

如果伤口出现以下情况，建议妈妈及时去医院就诊：

（1）缝合后1~2小时刀口部位出现严重疼痛，而且越来越重，甚至出现肛门坠胀感。

（2）产后2~3天，伤口局部出现红、肿、热、痛等症状，有时伴有硬结，挤压时有脓性分泌物。

（3）伤口拆线后裂开。

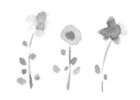

如何预防会阴伤口感染

最好养成每天检视伤口的习惯，一直到产后两周为止，可以自己用镜子检视或请先生帮忙观察。如果伤口有红肿、裂开、流血水、流脓或有发烧现象，最好尽快就医。

生产后会阴伤口疼痛是正常的现象，依个人体质而有程度上的差异，一般在产后1~2周内疼痛会逐渐减轻，但是若伤口疼痛有越来越严重的现象，则要就医检查有无伤口感染情况。

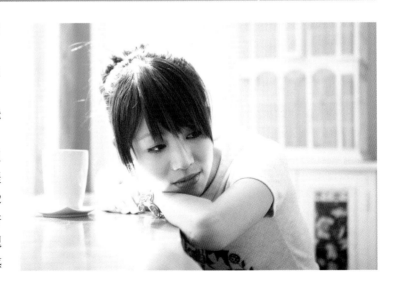

妈妈产后痛怎么办

产后痛是指产后腹部像抽筋般的疼痛（尤其是喂哺宝宝母乳的时候）。主要是因为子宫收缩，使子宫能正常下降至骨盆腔内所引起的。

有生产史的妈妈比初次生产的妈妈更容易有产后痛，子宫被过度膨胀如羊水过多、多胞胎等也会加重产后痛，喂哺母乳者因宝宝吸吮会使体内释出缩宫素，刺激子宫收缩加重产后痛，不过4~7天这种疼痛会自然消失。

护理的要点包括：

1 目前产妇住院期间所开的药物，大多已包括子宫收缩剂在内。因此，不宜同时服用生化汤，免得子宫收缩过强造成产后痛。

2 采用侧睡，避免长时间站立或久坐，以减少该部位的疼痛，坐时臀部垫个坐垫也会有帮助。

3 如果是自然分娩，可以在肚脐下方触摸到一个硬块就是子宫的位置，最好在产后10天，就用手掌稍微施力作环形按摩，并用俯卧姿势来减轻疼痛。

4 若妈妈仍然感觉疼痛不舒服，影响到休息及睡眠，应通知医护人员，必要时可以在医生的指导下用温和的镇静药止痛。

分娩后第一天子宫维持在脐部高度，然后每天下降一横指，10~14天子宫会恢复到骨盆腔内的位置，4~6周恢复到正常体积。

产后下床眩晕怎么办

除了极少数初产妇，可能会因为产道严重裂伤而必须卧床24小时外，自然分娩的妈妈在产后即可下床活动，但要注意安全。

预防产后下床时发生头晕的护理要点包括：

1 为安全起见，产妇第一次下床，应有家属或护理人员陪伴协助，下床前先在床头坐5分钟，确定没有不舒服再起身。

2 下床排便前，要先吃点东西恢复体力，以免晕倒在厕所。

3 上厕所的时间如果较久，站起来动作要慢，不要突然站起来。

4 如果产妇有头晕现象，要让她立刻坐下来，把头向前放低，在原地休息。

5 给产妇喝点热水，观察她的脸色,等到血色恢复了，再回到床上。

6 厕所内有紧急呼唤灯或摁铃，如果有情况要立刻通知医护人员。

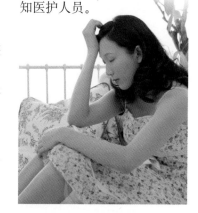

剖宫产妈妈如何保证伤口清洁

剖宫产的妈妈一般产后出汗较多，在住院期间可采取擦浴、勤更换衣服等清洁的方法。

一般剖宫产后14天左右，在伤口完全愈合好，伤口无红肿、渗出的情况下，妈妈就可以淋浴，但时间不要过长，最好不要超过20分钟，并保证室温在26℃左右、水温在37℃左右。注意一定不能盆浴或坐浴，洗浴时不要揉搓伤口，洗浴后可以用75%的酒精清洁伤口。浴后如果伤口出现红、肿、热、痛、渗血、渗液等情况一定要到医院去看一下。

当妈妈感觉剖宫产伤口疼痛时，可以采取半卧位，这样能够减少伤口的张力，减轻伤口的疼痛。在下地活动或咳嗽时，最好一只手捂住伤口，也可以听轻音乐或比较舒缓的音乐，或与家人共同分享与宝宝在一起的快乐，比如看宝宝游泳、洗澡，以分散注意力。

剖宫产妈妈何时开始运动

剖宫产术后10天左右，如果妈妈身体恢复良好，可开始进行一些轻柔的活动。

以下是剖宫产妈妈产后床上恢复运动的步骤：

1 仰卧，两腿交替举起，先与身体垂直，后慢慢地放下来，两腿分别做5次。

2 仰卧，两臂自然放在身体两侧，屈曲抬起右腿，并使其大腿尽力靠近腹部，脚跟尽力靠近臀部，左右腿交替做，各做5次。

3 仰卧，两膝屈曲，两臂交叉合抱在胸前，后慢慢坐成半坐位，再恢复仰卧位。

4 仰卧，两膝屈曲，两臂上举伸直，做仰卧起坐。

5 俯位，两腿屈向胸部，大腿与床垂直并抬起臀，胸部与床贴紧。

以上恢复动作可早晚各做1次，每次做时，从2~3分钟逐渐延长到10分钟。

尽管是经历了剖宫产手术，但是只要体力允许，新妈妈都应该尽量早下床活动，并逐渐增加活动量。这样，不仅可增加肠蠕动的功能，促进子宫复位，而且还可避免发生肠粘连、血栓性静脉炎。

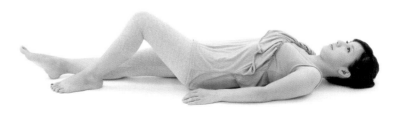

月子期间可以洗澡、洗头吗

妈妈在月子期间是可以洗澡和洗头的，只要注意避免受寒即可。

妈妈在月子里洗澡，要有良好的浴室及取暖设施，室温20℃最为适宜，洗澡水温宜保持在37℃~40℃，并要讲究"冬防寒、夏防暑、春秋防风"的说法，即在夏天，浴室温度保持常温即可，天冷时浴室宜暖和、避风。并且要注意浴后保暖，在擦干身体后尽快穿上御寒的衣服后再走出浴室，避免身体着凉或被风吹着。

如果会阴伤口大或撕裂伤严重、腹部有刀口，须等待伤口愈合再洗淋浴，可先做擦浴。

月子里洗头也要有所讲究。洗头时的水温要适宜，最好保持在37℃左右；洗完后立即用吹风机吹干，避免受冷气吹袭；洗头时可用指腹按摩头皮，不要使用太刺激的洗发用品；洗完头后，在头发未干时不要扎头发，也不可马上睡觉，避免湿邪侵入体内，引起头痛和脖子痛。最后，梳理头发时，最好用木梳，避免产生静电刺激头皮。

不要去美容院洗头，一是不卫生，二是产褥期妈妈最好别出门，三是美容师也不能立即给产妇吹干头发，容易受凉。

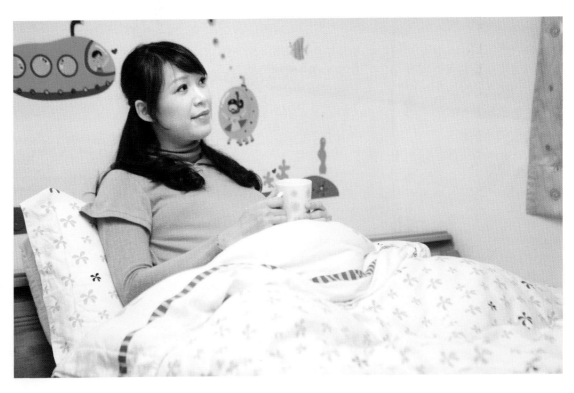

产后 1~6 周的
关键饮食

清炖鱼

功效：汤汁浓白，肉质鲜嫩，富含蛋白质、脂肪、碳水化合物、维生素 A 和钙、磷、钠、铁等营养元素，具有补气、开胃、强筋骨、补肝肾等功效，可用于脾虚、食少、消化不良等。

材料：宰杀好的鲜鱼 1 条（500~600 克），香菇 3 朵，红枣 4 枚，葱花、姜片、蒜末各少许，盐、料酒、酱油、醋、植物油各适量。

做法：

1 将鱼洗干净，在鱼身两侧切上花刀，抹上盐浸渍5~10分钟待用；香菇洗净后切片；红枣洗净备用。

2 锅置火上，放少许油烧热，放入葱花炝锅，然后加入适量水(漫过鱼身即可)，将鱼放入锅内，加入香菇、枣、葱、姜、蒜、料酒、醋、酱油，大火烧开。

3 开锅后，改小火慢炖30分钟左右，即可出锅。

红枣蒸糯米

功效：红枣和糯米粉搭配，有很好的补铁补血的功效。但红枣食用过多容易上火，所以每次食用红枣蒸糯米不要超过 10 枚为好。

材料：无核红枣 250 克，糯米粉 100 克，冰糖适量。

做法：

1 将无核红枣用水浸泡10小时备用；冰糖用温水浸泡溶化成冰糖水。

2 糯米粉加入30克温水温熟，搅拌后揉成团，再搓成小条。

3 用小刀将红枣在中间纵向切一刀，然后夹入搓好的糯米小条，再淋上冰糖水。

4 蒸锅放入适量水，把红枣放入碗内，大火蒸10分钟后，小火继续蒸50分钟即可。

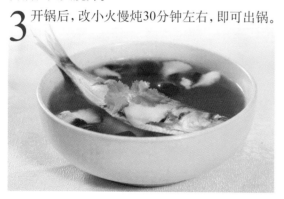

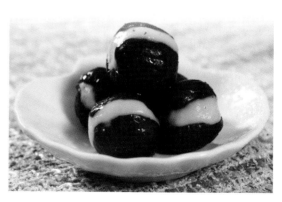

肉桂猪肝粥

功效：每天一剂，连食 3~5 天，可以补气、养血、散寒、止痛，对产后气血虚弱引起的疼痛有很好的治疗效果。

材料：猪肝 100 克，大米 200 克，肉桂粉 2 克，料酒、植物油、盐、鸡精各适量。

做法：

1 将猪肝洗净，切成薄片，放入碗中，加入肉桂粉、料酒、植物油、盐腌 10~15 分钟；将大米淘洗干净备用。

2 锅中加适量清水烧开，下入大米，按常法煮粥。

3 至粥八成熟时，加入猪肝，煮熟。

4 加入盐、鸡精调味，即可食用。

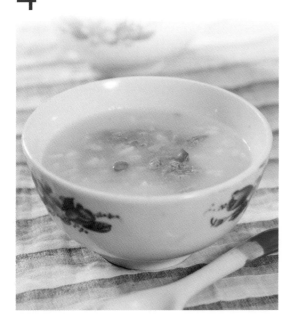

红薯红枣煮米饭

功效：这道美食具有补中和血、益气生津的功效，可以为新妈妈调和营养、滋补身体。红薯中还含有丰富的纤维素，可以防止产后便秘、治疗痔疮和肛裂等。

材料：鲜红薯 150 克，红枣 20 枚，大米 250 克。

做法：

1 将红薯去皮洗净，切成小丁备用；红枣洗净；大米淘洗干净备用。

2 锅内加适量清水，下入大米、红枣、红薯丁，先用大火煮开，再用小火煮至饭熟即成。

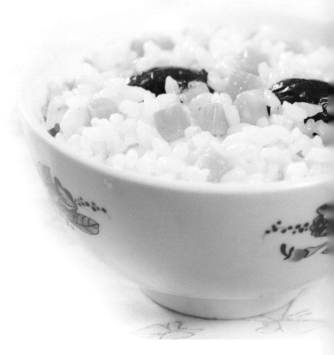

莲子炖猪肚

功效： 这道菜可以健脾补胃、补虚益气，有利于新妈妈早日恢复健康。莲子对治疗神经衰弱、慢性胃炎、消化不良、高血压等有效。

材料： 猪肚1个，莲子（去心）40粒，盐、生姜、鸡精、花生油各少许。

做法：

1. 将猪肚用水发好，洗净备用；将生姜洗净，切成细丝。

2. 将莲子用水发好，装入洗净的猪肚内，用线缝合，放入炖盅内，隔水炖至肚熟，取出凉凉。

3. 将猪肚切块，用花生油、生姜丝煸炒几下，加入盐和鸡精调味即可。

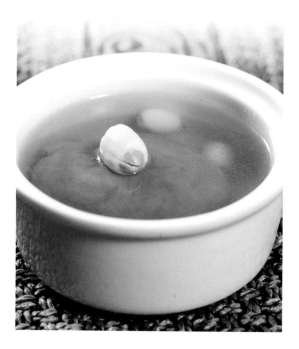

鱼羊营养羹

功效： 具有非常好的补益作用，对产后失血过多、水肿、蛋白质缺乏等症状有很好的促进复原的功效，还能促进乳汁的分泌。

材料： 鲫鱼1条（500克），羊肋肉400克，葱段、姜片各10克，香菜少许，大料2粒，酱油25克，白糖5克，盐5克，胡椒粉、植物油各少许。

做法：

1. 将鲫鱼除去鳞、鳃，去掉内脏，洗净；将羊肉切成6厘米长、3厘米宽的块，放入开水锅中略烫一下，捞出来洗净，沥干水。

2. 锅中加植物油烧热，下入羊肉略炒，加入清水（650毫升左右）、酱油（15克）、葱段（5克）、姜片（5克）、大料（1粒）、白糖（3克）、盐（2克左右），烧至八分熟，转放至沙锅中。

3. 锅中加植物油烧热，放入鲫鱼煎成金黄色，取出来放入沙锅中。

4. 加入剩下的葱、姜、大料、酱油、白糖及烧羊肉的原汤，用小火煮30分钟左右。

5. 待鱼酥肉烂时，加入盐，撒上胡椒粉、香菜即可。

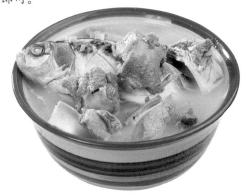

海带炖肉

功效：含有丰富的蛋白质、脂肪、钙、铁、碘等营养素，可以防治贫血，为新妈妈补钙，促进新妈妈早日恢复健康。

材料：水发海带250克，猪肉150克，葱、姜各5克，白糖5克，酱油5克，盐3克，大茴香少许，鸡汤、花生油各适量。

做法：

1. 将海带洗净，切成2厘米见方的块；猪肉洗净，切成2厘米见方的块；葱洗净切段；姜洗净切片。

2. 锅中加入花生油烧至七成热，下入肉块翻炒至变色，依次加入白糖、酱油、葱段、姜片、大茴香，翻炒几下，加入鸡汤。

3. 先用大火烧开，撇去浮沫，加入海带，继续用大火烧煮。

4. 再次沸腾时，改用小火炖至肉烂，捞出葱、姜、大茴香，加入盐调味，即可出锅。

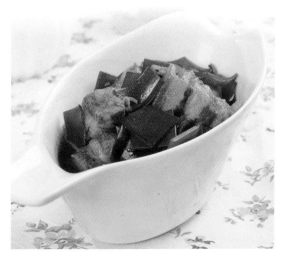

海参烩鲜蘑

功效：这道菜含有多种营养素，可以帮新妈妈快速补充蛋白质，促进其早日恢复健康。尤其是海参，蛋白质含量高达52.2%，并且不含胆固醇，对新妈妈来说非常有补益作用。

材料：水发海参150克，鲜蘑菇100克，水发冬笋50克，青豆20克，葱5克，姜3克，水淀粉10克，料酒8克，酱油5克，香油5~10滴，盐3克，鸡精少许，高汤、熟猪油各适量。

做法：

1. 将海参洗净，切成0.5厘米见方的丁备用；鲜蘑菇洗净，剖成两半；冬笋洗净，切丁备用；青豆洗净，沥干水备用；葱洗净切段；姜洗净切末。

2. 将海参、蘑菇、水发冬笋、青豆分别放入沸水锅中余透，捞出来沥干水。

3. 炒锅烧干，放入熟猪油，烧至五成热，下入姜末、葱段爆香，烹入料酒，加入酱油、高汤及少量清水，煮沸。

4. 撇去浮沫，下入海参、青豆、鲜蘑、水发冬笋，大火烧开，加入盐、鸡精调味，用水淀粉勾芡，淋入香油，即可出锅。

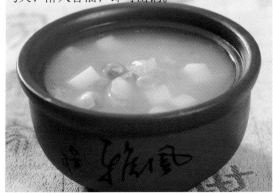

麻油烧酒鸡

功效： 烧酒鸡是一道很适合发奶的美食，但太多的酒精，无法在妈妈体内代谢，会借由乳汁传给喝母奶的宝宝；而且过多的酒精在体内会转为脂肪储存，不利产后减重。因此建议烧酒鸡不要加入太多米酒，或是将米酒的酒精煮到蒸发。

材料： 烧酒鸡高汤一包，已切块的带骨鸡腿一包，老姜一段，黑胡麻油100毫升，米酒150毫升。

做法：

1 老姜削皮切片备用，烧酒鸡高汤、带骨鸡腿退冰。

2 水滚，烫一下鸡腿去血水，捞起备用。

3 热锅后加入黑胡麻油，爆香姜片至香味出，再加入鸡腿拌炒至八分熟，加入米酒。

4 将锅中食材倒入烧酒鸡高汤，入电饭锅蒸熟，即可食用。

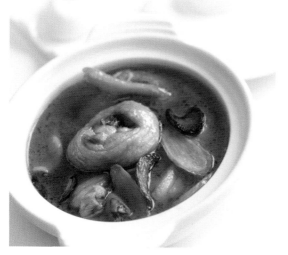

中药鸡汤

功效： 发奶的重点就是要增加液体量与优质蛋白质的摄取，因此鸡汤是很好的发奶选择，若担心热量过多，可以去鸡皮，一锅分2~3次喝。食谱中的中药，坐完月子后仍可以喝，鸡心是提供低脂高维生素A的来源，维生素A是帮助产后子宫复原的营养素之一。

材料： 自然鸡高汤一包，已切块的带骨鸡腿一包，红枣6粒，黑枣6粒，枸杞1汤匙，黄耆6片，当归1片，鸡心2粒。

做法：

1 取带骨鸡腿一包、自然鸡高汤一包退冰。

2 将药材以水冲洗一下，并稍微泡热水去杂质。

3 将所有食材倒入自然鸡高汤中，放入电饭锅中蒸至跳起，即可食用。

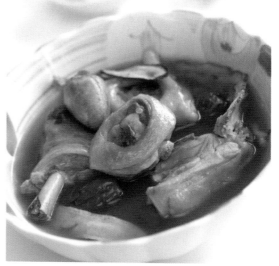

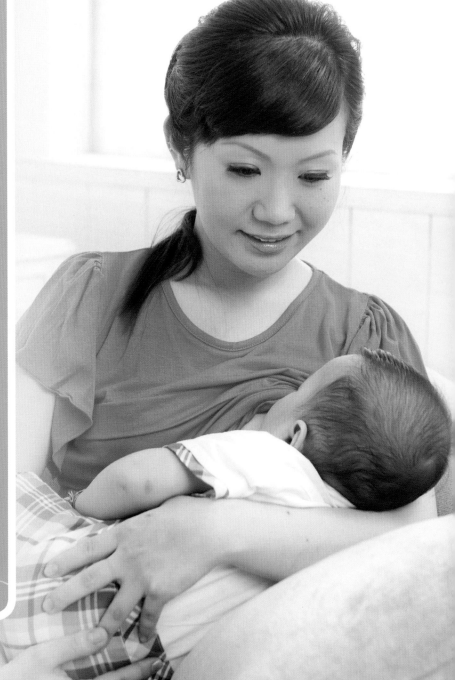

第 6 章

抓住产后减重黄金期

（产后 2～6 个月）

产后 2~6 个月妈妈身体变化与宝宝发育状况

产后2~6个月妈妈身体变化

怀孕和分娩带来的激素变化、怀孕和月子期间进补过度等因素造成了不少新妈妈产后肥胖。而产后的2~6个月则是新妈妈减肥塑身的最佳时机。

建议妈妈通过科学饮食、适度运动的方法来减肥，并且要循序渐进，按计划进行，千万不能选择吃减肥药、节食、剧烈运动等对自己和宝宝有伤害的减肥方法。

除了可恶的脂肪，层出不穷的皮肤问题也可能让妈妈烦恼不已。为了哺育小宝宝，本来就处于身体恢复阶段的妈妈会变得更加疲劳，面部皮肤也会因此而变得松弛。保证充足的营养，每天睡眠时间不少于8个小时，对减轻疲劳、预防皮肤松弛都是有帮助的。这一时期应该尽量作好皮肤养护，晒太阳前也应该适当涂些防晒霜，避免面部出现色斑。

宝宝是妈妈的一切，可千万不能因此忽略了自己。宝宝也希望看到一个既美丽又健康的妈妈。

2~6个月宝宝发育状况

2~6个月是宝宝快速生长的时期。第二个月的时候，宝宝只能短暂地抬一会儿头，仰卧的时候还不能运动自如，视力、听觉的发展也处在起步阶段，到了第六个月，宝宝会发生翻天覆地的变化，使妈妈明显地感觉到宝宝的成长。

除了母乳和奶粉，4个月后的宝宝就可以开始试着添加一些流质的辅食了，这样可以更全面地满足宝宝的营养需求，还可以培养断奶宝宝的进食能力。最重要的是培养宝宝好的饮食习惯，这可关系到宝宝一生的饮食健康，不能忽视。

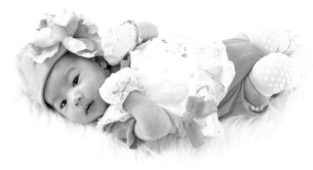

产后
营养新知快递

哺乳期减重饮食安排

一日三餐安排得是否合理与人体健康关系极为密切。如果妈妈想要减肥，应当牢记"早餐吃好，午餐吃饱，晚餐吃少"。实践证明，一日三餐中按早、中、晚逐渐减量的办法，最易减肥。因此，在晚餐时应尽量少吃含热量多的食物。

把一天的热能摄取量平均分为3~4顿吃，比较容易控制食量。

早餐要营养均衡，主食可以是面包片、牛奶外加几片蔬菜，一个荷包蛋；午餐要适当吃饱，肉、蛋、豆、蔬菜等搭配合理；晚餐万万不可吃过于油腻的食物，此时人体胰岛素分泌达到一天中的最高峰，晚餐进食大量油腻食物，会造成体内血脂骤然升高，随着入睡后人体能量消耗减低，多余热量会在胰岛素作用下大量合成脂肪，不仅容易发胖，还可造成动脉硬化、脂肪肝等疾病。

在三餐的中间，可以补充两次水果，如苹果、香蕉等。

每天喝水不少于8杯，以补充体液、促进代谢、增进健

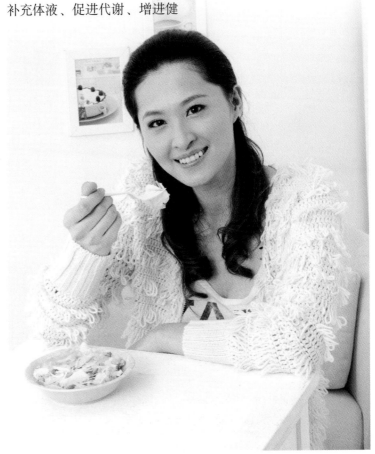

康。要少喝加糖或带有色素的饮料。每次就餐前喝一大杯水，有助于压抑过旺的食欲。

怎样计算饮食热量

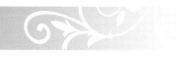

如果每种营养食物都按照实际的热量值来计算，非常麻烦，在实际生活中也不可行。但为了不过多摄入热量，妈妈可以按照下表来对食物的热量进行一个简单的区分，尽量少吃表格中的高热量和空热量食物(只有热量没有营养的食物) 就可以了。

低热量食物	白米饭、糙米饭、无糖白馒头、米粉、薏仁、燕麦片、红豆、绿豆
	脱脂奶或低脂奶、低糖酸奶
	鱼肉（背部）、海蜇皮、海参、虾、乌贼、蛋白
	豆腐、无糖豆浆、黄豆干，各种新鲜蔬菜、水果及菜干
中热量食物	面条、玉米、苏打饼干、高纤饼干、蛋糕、小汤圆
	全脂奶、调味奶、酸奶
	瘦肉、去皮的家禽肉、鸡翅膀、猪肾、鱼丸、贡丸、全蛋
	芋头、番薯、土豆、山药、莲藕、甜豆花、咸豆花油、腌渍蔬菜、纯果汁
高热量及空热量食物	各式甜面包、油条、丹麦酥饼、小西点、鲜奶油蛋糕、爆玉米花、甜芋泥、炸地瓜、八宝饭、八宝粥、炒饭、炒面、水饺、烧卖、锅贴、油饭
	奶昔、炼乳、奶酪
	肥肉、五花肉、牛腩、肠子、鱼肚、肉酱罐头、油渍鱼罐头、香肠、火腿、肉松、鱼松、炸鸡、盐酥鸡、热狗
	油豆腐、炸豆包、炸臭豆腐，炸蚕豆、炸豌豆、炸蔬菜、果汁饮料、水果罐头、蜜饯、腰果、花生、核桃、瓜子
	咸肉、糖果、巧克力、冰淇淋、甜甜圈、酥皮点心、布丁、果酱、萨其马、方便面、牛肉干、鱿鱼丝、薯片、各类油炸制品

基本上只要新鲜、自然、不加油糖的食物多半属于低热量食物。而精致、加工且加少量油糖的食物则为中热量食物；精致、加工且高油、高糖的食物就属于高热量食物了。

可以帮助减重的饮食习惯

在不能减少食物摄入量的情况下，建议调整进食顺序，这样可以帮助妈妈降低食欲及减少胰岛素的分泌，对减肥有一定的帮助。比如，如果一开始就爱吃主食，如米饭、面包，肚子一饿非先填一填不可，肚子差不多吃饱了才沾一点蔬菜，或者干脆不吃蔬果，这样就很容易长胖。

好的减重饮食习惯只需要稍微调整一下进食顺序，同样的食物就能吃出不一样的身材，这便是现在非常流行的使摄取热量下降的减肥瘦身技巧。按照健康的进食顺序，会不容易感到饿，并减少吃零食的欲望。

具体的做法：用餐前先喝一杯水，接着吃蛋白质类食物（肉、鱼、蛋、豆类）适量，接着吃脂肪类食物，再来吃蔬菜、水果，最后才吃淀粉主食（米、面、土豆）。

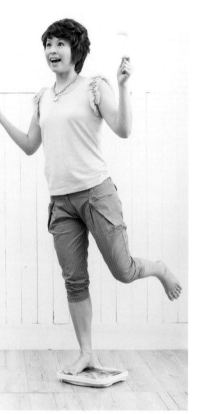

为什么蛋白质类要先吃呢？因为蛋白质对减肥者之营养很重要，如果蛋白质摄取不足，则人体的瘦肉组织会逐渐分解消失，对健康不利，故蛋白质之量要足够。

接着是脂肪，脂肪让人有饱胀感，可以缓和饥饿的感觉，且脂肪最不会刺激胰岛素分泌，而胰岛素是一种增胖激素。至于最后才吃主食类，是为了防止主食类吃过量，导致胰岛素浓度上升，妨碍减肥。

吃什么东西可以祛斑

怀孕期间体内卵细胞激素分泌增多，造成黑色素细胞增加繁殖。大部分新妈妈会产生这种雀斑。不过，由妊娠而导致的黄褐斑一般可在产后半年内自行消失。如果长时间不消失，可在医生指导下口服维生素C，每次两片，日服3次；或口服复合B族维生素，每次0.2克，日服3次。口服避孕药或其他药物引起的黄褐斑，应停止服用。中成药可选择六味

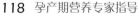

地黄丸、逍遥丸等(不可以擅自服用，因为即使都是维生素片，之间的区别还是挺大的，必须对症服用才可以)。

经常吃富含维生素C的食物，如柑橘、柠檬、番茄、猕猴桃、山楂、新鲜绿叶菜等，可使色素减退，对防治黄褐斑大有益处。

黄褐斑比较重的妈妈平时不宜过量食用刺激性食品，如酒、浓茶、咖啡等。此外，选用一些中药面膜或熏蒸，对祛斑也很有帮助。

如果在排毒无效或黄褐斑久久不消失的情况下，就要考虑接受以补血为主的治疗。黄褐斑比较多的妈妈可以试试下面两个小妙方：

1 核桃仁30克，牛乳300克，豆浆200克，黑芝麻20克。先将核桃仁、黑芝麻放进食品加工机中磨碎，与牛乳、豆浆调匀，放入锅中煮沸，再加白糖适量，每天早晚各吃1小碗。

2 当归10克，川芎10克，赤芍10克，生熟地各15克，白芷10克，女贞子15克，紫草10克。每天1剂，煎两遍和匀，早晚分服。连服1~2个月，可起到养血消斑的作用。

要怎样保证睡眠

失眠已成为世界流行病，对于产后身体虚弱又要照顾宝宝的新妈妈来说更是如此。能睡个好觉在很大程度上是一种奢侈了，因此，很多新妈妈的气色会比较差。

没办法，妈妈不得不半夜起来照顾宝宝，必须独自带宝宝的妈妈就更辛苦了。在无法延长睡眠时间的时候，妈妈可以尝试提升睡眠质量，高质量的睡眠对于滋润气色也是很有帮助的。提高睡眠质量的方法有很多种，这里先介绍几种简单易行的：

1 被子要轻柔清爽，褥子不能太柔软。轻柔清爽的被子会让妈妈带着好心情轻松入睡，而过于柔软的褥子，则会让妈妈在晚上睡觉时难以翻身，会搅扰舒适睡眠。

2 上床前或沐浴，或热水泡脚，然后就寝，对顺利入眠很有好处。

3 经常失眠或者睡眠质量不高的新妈妈，不妨多吃一些龙眼、莲子、大枣、牛奶、蜂蜜等安神食物，找到对自己有效的食物，可固定下来，如果无效可另换一种。

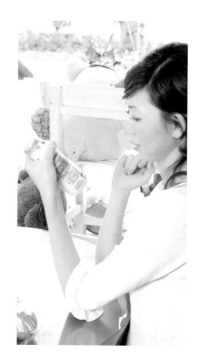

产后总是掉头发，怎么调理

很多新妈妈在产后半年之内，常常会发现自己的头发大把大把地脱落，变得稀疏、干枯，给自己带来很大的麻烦，这种现象在医学上被称为"产后脱发症"。

食疗对于防治产后脱发，效果颇佳。因为头发全靠血液供应营养，人体饮食一旦出了问题(如偏食、营养不良、节食等)，头发将难以呈现健康的色泽。

每天摄取的蛋白质，是头发的助长剂。优良的蛋白质包括新鲜的鱼类、肉类、蛋类、豆制品、牛奶等，这些富含蛋白质的食物，经胃肠的消化吸收，可形成各种氨基酸，进入血液后，由头发根部的毛乳头吸收，并合成角蛋白，再经角质化后，就是我们的头发。

因此，在饮食上，新妈妈除了要注意平衡膳食，多食新鲜蔬菜、水果、海产品、豆类、蛋类等，以满足身体和头发对营养的需求之外，还要多补充一些富含蛋白质的食物，如牛奶、鸡蛋、鱼、肉等。

同时，含锌、碘的食物能令头发光润柔软，增加韧度，也要多吃。

吃什么食物能让乳房更丰挺

不少妈妈认为，哺乳是导致乳房下垂、松弛的主要原因。但事实上母乳喂养不会影响乳房原貌，并且按照医生指导进行哺乳，妈妈的乳房在哺乳期后还会变得更加丰满、结实。如果搭配日常饮食调理的话，就算妈妈孕前乳房不是很挺拔，也可以帮助妈妈完成"傲人胸襟"的理想。

因为乳房大小及丰满程度，与遗传、保养等因素有关，其中以营养素的摄入、雌激素的刺激关系更为密切，所以要多吃一些有助于丰胸的食物。

1 吃一些富含维生素E的食物，如卷心菜、菜花、葵花子油、芝麻油、菜子油等。因为，维生素E可促使卵巢发育和完善，从而使成熟的卵细胞增加，黄体细胞增大。而卵细胞是分泌激素的重要场所，当雌激素分泌量增加时则会刺激乳房发育。

2 要注意摄入富含B族维生素的食物，B族维生素是体内合成雌激素不可缺少的成分，富含维生素B_2的食物有动物肝、肾、心脏，蛋类、奶类及其制品。富含B族维生素的食物有谷类、豆类、瘦肉、酵母等。

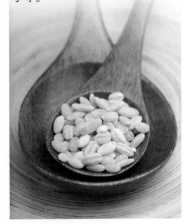

产后抑郁怎么用饮食来调理

食物与情绪及心理健康的关系很微妙，妈妈如果患上了产后抑郁症，除了加强心理调节或心理治疗外，适当的饮食调理也有很好的功效。

1 保证足够热量物质摄入，能够使脑细胞的正常生理活动获得足够能量。由于心情抑郁时大都有不同程度上的食欲减退，甚至出现厌食症状，因此要在食物的色、香、味上做文章，以刺激胃口，增强食欲，促进摄入热量物质，保证大脑活动所需。

2 别忽略维生素和矿物质。人的大脑需要维生素和矿物质将葡萄糖转化为能量，每天至少食用400~500克的水果和蔬菜，尤其是绿色、多叶、含镁丰富的蔬菜。同时，镁、硒、锌和B族维生素都是抗抑郁必备的元素。

3 注意食物性质。植物性食品中除五谷杂粮、豆类外多半为碱性食品，新妈妈养成良好的饮食习惯，多吃蔬菜水果等碱性食物，在避免消极情绪的同时有利于保健养生。

4 增加蛋白质的摄入。鱼虾、瘦肉中含有优质蛋白质，可为脑活动提高足够兴奋性介质，提高脑的兴奋性，对对抗抑郁症状是有所帮助的。

哺乳期间生病了能吃药吗

在哺乳期间，妈妈的身体常会出现一些不适，如急性乳腺炎、乳腺脓肿、产褥感染、产后出血、产后疼痛等，需要用药治疗。但是此时的妈妈肩负着哺乳的任务，因此，在用药上一定要谨慎，但谨慎并不代表完全不可以吃药。

哺乳期间也是可以适当用药的，几乎所有存在于母体血液里的药物，都可以进入母乳中，但母乳中的药物含量很少能超过母体用药剂量的1%~2%，而被宝宝吸收的药量又仅仅是这1%~2%中的一小部分，所以，通常不至于对宝宝造成明显危害。不过，有些药物对新生儿或婴儿影响较大，哺乳妈妈不宜食用，必须食用时一定要在医生指导下应用，并暂时停止哺乳，停药后数天才可以恢复哺乳。若不能证实妈妈用的药物对宝宝是否安全时应果断地停乳或在不影响疗效的前提下更换药物。

为将危害降至最低，妈妈在服药时应注意调整喂奶时间，最好在哺乳后马上服药。并且，要尽可能地推迟下次给宝宝喂奶的时间，至少要间隔开4个小时。这样，会使更多的药物排出体外，奶水的药物浓度降到最低，尽量使宝宝少吸收药物。

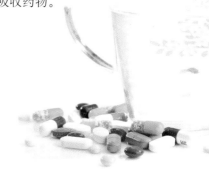

哪些药物哺乳期不宜服用

有很多药物在哺乳期间不宜服用，如果因为治病需要必须服用的话，妈妈必须停止母乳喂养，以免药物通过乳汁危害宝宝的健康。

抗生素、磺胺类	内服红霉素、氯霉素等抗生素在乳汁中含量不大，但却能不同程度地引起婴儿的不良反应
中枢抑制类药	苯妥英钠、苯巴比妥、地西泮、甲氨丙酯（安宁）等，这类药物进入乳汁，常可引起婴幼儿嗜睡、体重下降，甚至虚脱
吗啡类	6个月内新生儿对吗啡类镇痛剂最为敏感，可引起呼吸抑制等严重反应，哺乳期的妈妈应该禁用
其他	碘化物或放射性碘剂、硫脲嘧啶、香豆素类药物、麦角制剂以及甲苯磺丁脲（甲糖宁）、阿托品等，都可不同程度地进入乳汁，应慎用或禁用

喝母乳的宝宝为何会消化不良

当月经来潮时，哺乳妈妈的乳量一般会有所减少，乳汁中所含蛋白质及脂肪的质量也稍有变化，蛋白质的含量偏高些，脂肪的含量偏低些。这种乳汁有时会引起宝宝消化不良症状，但这种乳汁对宝宝并无害处，消化不良也只是暂时的现象，待经期过后，就会恢复正常。因此无论是处在经期或经期后，妈妈都无须停止喂哺。

为了避免乳汁浓缩和成分改变，妈妈在月经期可多喝点开水，多吃些鱼类、牛奶、禽肉和菜汤等。（产后来月经的时间因人而异，有早有晚，早的可在满月后即来月经，晚的要到宝宝1岁后才恢复）。

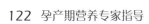

上班以后如何喂母乳

产假休完，很多妈妈就要回单位上班了，然而这个时候并不是让宝宝断掉母乳的最佳时间。那么怎样才能喂母乳呢？

1 让宝宝提前适应：在上班前半个月就应作准备，这可以给宝宝一个适应过程，妈妈要根据上班后的休息时间调整，安排好哺乳时间。在正常喂奶后，挤出部分奶水，让宝宝学会用奶瓶吃奶，每天1~2次，并练习挤奶，家人学会喂奶。

2 上班时携带奶瓶，收集母乳：在工作休息时间及午餐时挤奶，然后放在保温杯中保存，里面用保鲜袋放上冰块，或放在单位的冰箱中。妈妈在白天工作时间，应争取3小时挤1次奶。下班后携带奶瓶仍要保持低温，到家后立即放入冰箱。

3 储存母乳的方法：在储存挤下来的母乳时，一定要用干净的消过毒的容器；装母乳的容器要留有空隙，以免结冰而胀破；把每次挤出来的母乳，贴上标签记上日期，也可以将母乳分成若干小袋保存，方便家人取出来喂食宝宝。

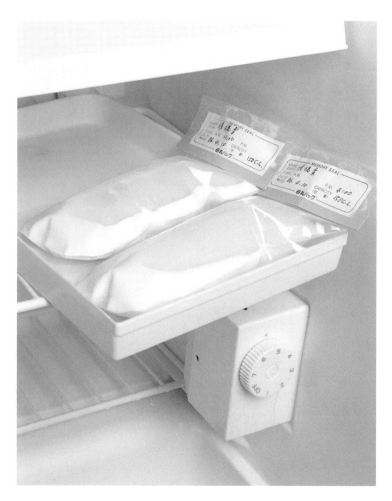

注意，母乳储存时间不宜过长，室温(25℃)可储存8小时，冰箱(4℃~8℃)存48小时，-18℃以下存3个月。

产后妈妈轻松享瘦

产后能不能顺利瘦下来是许多妈妈都很担心的问题，有些妈妈甚至从产期就开始担忧。若在怀孕期间就作好体重管理，在产后便可轻松瘦下来。大家都知道减重的方法不外乎就是控制饮食加上适量运动，但是过度的节食或剧烈运动，其实是没有效果的。本文告诉大家关于减重的正确观念及方式，让产后妈妈轻松享瘦！

＊ 如何判定为肥胖

肥胖的形成来自于热量的失衡。人体内有一个天平，天平的一端是热量的摄取，另一端是热量的消耗。假设吃进的热量和身体所消耗的热量维持在一个平衡状态，体重就会维持不变。但假如吃进太多热量，没有将过多热量消耗掉，多余的热量会储存在体内转变成脂肪，脂肪是一种高热量物质，在体内堆积就会使人变得过重，甚至演变成肥胖。

人体消耗热量的方式可分为三部分：

1. 基础代谢率。

2. 活动和运动所消耗的热量。

3. 消化食物所需要的热量。

肥胖被归类为一种慢性病。一般人的理想体重以身体质量指数BMI及腰围来判定，BMI值=体重(kg) ÷身高(m)的平方。以腰围来看，男性的

腰围超过90厘米，女性的腰围超过80厘米，就代表超过正常值范围，以到达肥胖程度。详细资料如表一。

表一　成人肥胖的定义

	身体质量指数 BMI(kg/m^2)	腰围 (cm)
体重过轻	BMI ＜ 18.5	
正常范围	18.5 ≤ BMI ＜ 24	
异常范围	过重：24 ≤ BMI ＜ 27	男性：≥ 90 厘米 女性：≥ 80 厘米
	轻度肥胖：27 ≤ BMI ＜ 30	
	中度肥胖：30 ≤ BMI ＜ 35	
	重度肥胖：BMI ≥ 35	

还可以体脂肪率来判断，理想体脂肪率如表二。

表二　理想体脂肪率

理想体脂肪率			
性别	＜ 30 岁	＞ 30 岁	肥胖
男性	14%~20%	17%~23%	25%
女性	17%~24%	20%~27%	30%

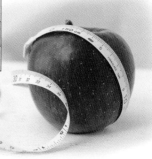

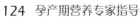

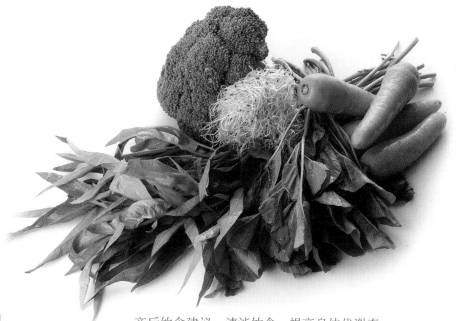

＊饮食控制

一般成人的一天所需热量（千卡）为个人的体重（千克）乘以20~30（依每日工作量区分：轻度工作者为体重×20，中度工作者为体重×25，重度工作者为体重×30）。想减重的人必须先审视自己的饮食习惯，诸如进食时间有没有不正常、是否习惯喝含糖饮料、有无吃夜宵或零食习惯等，必须先养成规律的饮食习惯，再去控制一天所吃的热量。

想减重的人一天所需的热量为体重（千克）去乘以15。建议从孕期开始除了要均衡摄取必须营养素，也要开始进行饮食控制。如此一来，不仅妈妈身体健康，宝宝也能得到丰沛的营养，使其顺利地成长。

产后饮食建议：清淡饮食、提高身体代谢率。

＊五谷根茎类：十谷米、全麦面包等。

＊纤维质：各式蔬果类。

＊水果：以当季新鲜的为佳，也可打成果汁喝（不要滤渣）。

＊建议不要用麻油鸡食补，改以清淡食材为主（例如：乌骨鸡汤）。

＊可在食物中加入一些对身体有益的中药材。

＊顺着胃口走：不饿就不要勉强吃，也不可为了减重而饿过头。

＊建议有手脚冰冷、便秘、失眠等情况的妈妈，三餐中一定要有一餐吃到淀粉类食物（尤其是晚餐）。

在产后坐月子期间不要吃太精致化的东西，多吃高纤的蔬菜、水果，增加肠胃蠕动。另外瓜类食物属于比较寒凉性质，要尽量少吃。除了摄取均衡营养、饮食时间固定之外，烹调方式以蒸、煮等低油烹调方式最佳。另外，想瘦身的妈妈最好吃六分饱，建议可以在饮食顺序上作调整，先喝汤，再吃蛋白质类、淀粉类，最后吃甜的水果。富含高纤维质的蔬菜则可自由搭配。勿吃油炸食物、蛋糕等食物，因为其中的反式油脂会对人体有害。

☀ 吃低GI食物不会变胖

GI值是所谓的升糖指数，愈容易使血糖上升的食物，GI值就愈高，也就是消化愈快的食物，胰岛素会大量分泌，很快地又会有饥饿感。低胰岛素减肥法就是以食用低GI值的饮食为主，如高蛋白质食物、糙米、全麦面包、蔬菜类、番石榴、葡萄柚等。采用低GI饮食尚需配合低油脂才有用。虽然食用低GI食物的确可以控制血糖，但是以人体一天必需的总热量来看，未控制分量、食用过多同样会造成肥胖。

☀ 中医食补调理

产后瘦身除了饮食要均衡、控制摄取的食物分量之外，另外可针对个人的体质去作不同的调理，根据个人情况请中医师开立处方，除了可使身体恢复到正常的代谢率，身体调养后之后也比较容易瘦身。

☀ 体质分类：

气虚型：表现的症状为虚胖、说话没力气、脸色及嘴唇较白、失眠等，另外易造成脾湿、痰湿。建议可用一些加强代谢的药材。

阴虚型：同样为虚胖，脸上会长痘痘及粉刺，容易便秘等。喜欢熬夜、晚睡的人较属于此类型。

痰湿型：算是一个独立的体质，和气虚有点像，经常会觉得喉头好像有东西哽着。体质偏燥热（痰湿夹热）的人，舌苔会呈现黄色；体质偏虚寒（痰湿夹虚）的人，舌苔会呈现白色。建议可用二陈汤为基础去搭配其他药材作调理。

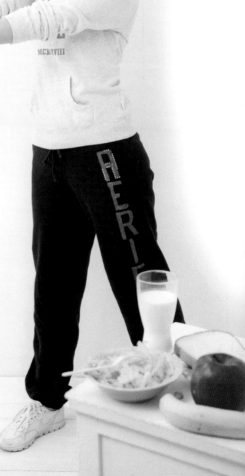

胃火型：表现的症状为口干舌燥、便秘等症状，若在坐月子期间补过头，胃的消化代谢受不了，会逐渐演变成慢性发炎。此类朋友不适宜过于食用温热性质食材或药材，应食用清凉并具有清胃火功能的食物，如豆腐、绿豆、苦瓜、番茄等。

气滞型：与情绪有很大的关联性，主要为情绪导致的生理问题，有时候身体会莫名疼痛，称为肝气郁结。这一类型的人容易罹患产后忧郁症，若将心情放松、作好饮食控制，可能会有好转现象。

＊节食的后果——溜溜球效应

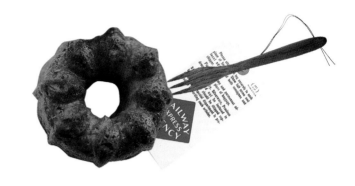

单靠节食来减重，虽然可以立即见效，但是复胖的速度也非常快。单靠节食减重时，所减下来的体重中，大部分是水分，而不是脂肪。另外，肌肉也会大量消耗掉。而复胖时，肌肉可不会长回来，长回来的都是脂肪。肌肉被消耗的结果是热量代谢的能力变差，因此不容易维持体重。于是常常尝试节食的人会落入一个"减重—复胖—再减重—再复胖"的循环。如此反复的节食就如同溜溜球般，体重呈忽高忽低的状态，但回复的体重数会愈来愈多，造成愈减愈重的状况。而且几次循环之后，体脂率会愈来愈高，体重也愈来愈难减。

＊运动

从事某项运动的效果，取决于做这项运动可以消耗多少大卡的热量，消耗的大卡数愈多愈有效。可借由以下两个因素去判断消耗的热量：

1. 运动的强度。
2. 运动的时间。

以强度来看，走路的运动强度较低，慢跑的运动强度较高。乍看之下好像慢跑消耗的热量比较多，但假如加上时间的因素，走路的强度低，但可以持续比较久；跑步的强度高，但持久度可能无法很长。举例来说，走路1小时和跑步15分钟所消耗的热量可能是一样的。慢跑、快走、骑脚踏车、有氧舞蹈等都是很好的运动，但是膝盖不好的人可以采取非冲击性的运动。

＊饮食和运动配合

减重刚开始从饮食做起是比较简单的，只要控制热量就可以达到减重目标。但是以长远来看，可能会有营养摄取不足、体内代谢机能降低等问题，复胖的概率也会比较高。正确的减重应该要饮食和运动互相配合，一方面在饮食上控制热量，一方面也可以靠运动来增加肌肉量及提高身体代谢率。身体中的肌肉量愈多，运动所消耗的热量也愈多。建议减重速度不宜过快，最适宜的目标为一周减0.5~1千克，短期内太快减重不仅会对身体造成负担，导致复胖的概率也会升高。

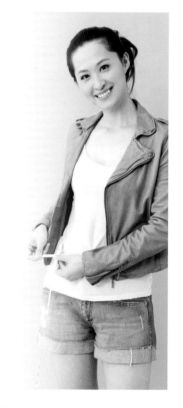

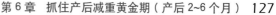

刚生完的妈妈平均都会瘦5~6千克(羊水和胎儿的重量)，2~3周后因脱水和利尿作用会瘦2~3千克。若坐月子期间吃太多油腻的食物，会增加过多体重，导致产后的减重相对较辛苦。在热量的控制上，医师建议，没有哺喂母乳的妈妈一日的热量和孕前相同即可，而哺喂母乳的妈妈则可多增加500大卡的热量。除了饮食控制，规律的作息也是很重要的，尤其产后妈妈更要注意身体的调养，日后才有体力照顾好宝宝。拥有充足的睡眠是第一要件，若没有睡好或睡不够，为了瘦身而控制饮食加上运动的效果都会大打折扣，尤其有些产后妈妈尚需亲自哺喂母乳，更需要注意睡眠的时间和质量。另外非常鼓励哺喂母乳，除了可消耗妈妈身体的热量，还可帮助妈妈的子宫收缩，也可缩短恢复身材所需的时间。

＊把握产后瘦身黄金期

在生完产后的半年内是瘦身的最佳时机，若好好地把握这段时期，可以较顺利地恢复产前身材甚至将身体的体能提升。其实产后1~2周就可以开始练习腹式呼吸或骨盆底肌群收缩(类似凯格尔运动)，在1个半月后可开始做腹肌、臀腿训练等。除了许多妈妈在意的下半身臀腿运动之外，手部肌肉的训练也很重要，可以预防胸部下垂、促进乳汁分泌。

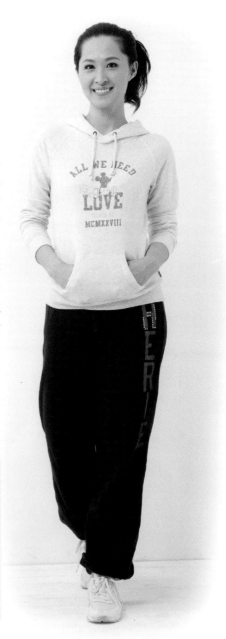

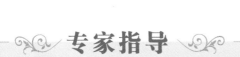
专家指导

建议刚生产完的妈妈应该把健康摆在第一位，不要急着快速瘦身。尤其是对哺喂母乳的妈妈来说，要摄取均衡营养才能分泌足够的乳汁。其实减重是阶段性的，要循序渐进，采取少量多餐的方式，配合正确的运动习惯，在产后半年内慢慢地瘦身。

✳ 产后运动瘦身

针对产后妈妈，以下示范几种从产后数日即可开始做的一些简单运动，另外分别针对自然产及剖宫产妈妈，设计产后1个半月可开始做的运动。除了让妈妈了解一些简单的动作其实也可以帮助瘦身之外，也可强化、紧实身体，雕塑产后的体态。

产后数日做的简易动作

• A. 骨盆卷起运动（类似瑜伽桥式动作）•

作用：此动作配合腹式呼吸，帮助伸展脊椎及收缩骨盆底肌运动。

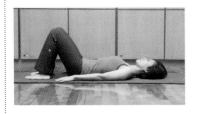 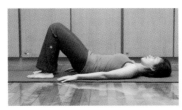 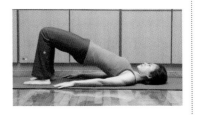

1 仰躺在地面，双脚打开与臀部同宽；屈膝脚掌踩地，双手放在身体两侧。

2 吸气，感觉骨盆底肌收缩（阴道及肛门有向上提伸的感觉）。

3 吐气耻骨向上卷起，将肋骨与腹部向身体内收缩，慢慢地从尾椎、腰椎、胸椎一节一节向上卷起。

吸气停留在桥式位置上；再次收缩骨盆底肌群；吐气，放松，慢慢地将脊椎从上往下卷回到地面。来回数次。

• B. 侧躺举腿 •

作用：加强腹部周围核心肌群与臀腿紧实。

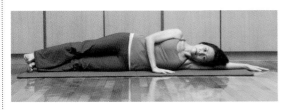 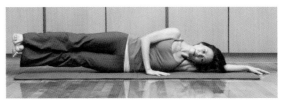

1 侧躺，头顶到脚趾呈直线。将头放在下面的手臂上；另一只手则放在胸口下方稳定身体。

2 吸气，将双腿抬离地面与臀部同高（身体不向前倾或后倒），保持自然的呼吸停留数秒。

吐气，腹部收稳，再将双腿放回地面，重复数次然后换另一边。

作用：此手部动作有助刺激乳腺及腋下的淋巴循环；适合正在哺乳的妈妈。下半身的动作可帮助骨盆收缩，并伸展臀腿外侧的肌肉。

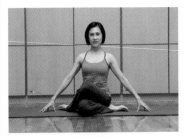 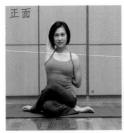 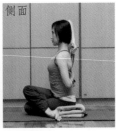 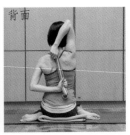

正面　　　侧面　　　背面

1 双脚交叉(左脚上右脚下)；膝盖上下对齐。

2 将双手(右手上左手下)往后背十指互扣。(若双手扣不到可用毛巾或其他辅助用具)维持几个呼吸然后换边。

贴心叮咛：如有一边臀部无法着地，可用毛巾垫在下方。

---

* **适合自然产妈妈的进阶动作**

• **D. 膝盖左右扭转式** •

作用：此动作除可伸展背部肌肉之外，也能加强腹部肌肉的力量。

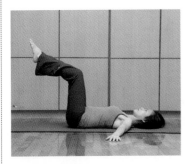 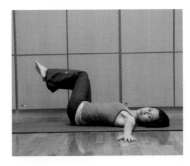 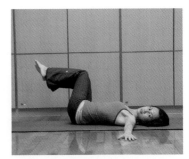

1 身体躺平，双脚弯曲成90°，双手打开成T字形。

2 吸气，将骨盆与双脚同时向右扭转。

3 吐气，运用腹部收缩，带动骨盆与双脚回到原位。吸气，将骨盆与双脚同时向左扭转。

• E. 肘撑地棒式 •

作用：训练核心肌群运动，加强紧实腹、臀、腿的肌肉。

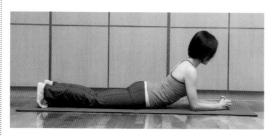 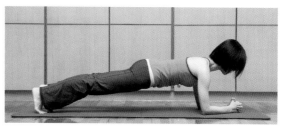

1 身体呈趴姿。吸气，手肘撑地十指互扣；手肘弯曲在肩膀的下方，脚尖踩地。

2 吐气，腹部出力，臀部夹紧，脚尖推地，借由腹部的力量将身体带离地面。停留4~8个呼吸，再慢慢地回到地面。练习1~3次。

贴心叮咛：注意不翘屁股身体呈平板状，才能训练到腹部及臀腿的肌肉。

＊适合剖宫产妈妈的进阶动作

• F. 太阳花 •

作用：除帮助骨盆底肌运动外，也同时加强紧实手臂、臀腿的肌肉。

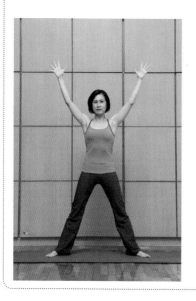

1 站立姿，吸气双手向上打开；膝盖对准脚尖朝外站立，同时收缩骨盆底肌群向上提起。

2 吐气时将手肘向内收；肩膀下沉胸打开，身体向下蹲膝盖则对齐脚趾。

贴心叮咛：弯曲蹲下时勿让膝盖超过脚尖，以免膝关节产生压力受伤。

重复以上动作，并配合呼吸练习8~10次。

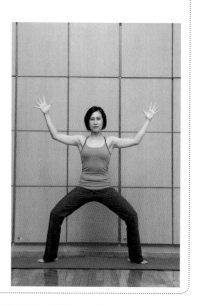

作用：此动作有助紧实腹部、臀腿的肌肉。

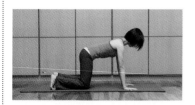 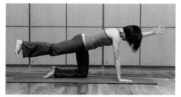 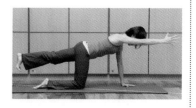

1 四足跪姿。双手与肩同宽；膝盖与臀部同宽，腹部收缩保持背平。

2 吸气，左手向前、右脚往后，向两个不同方向伸展，眼睛看向地板，腹部收稳维持平衡，停留数个呼吸。

3 吸气，右手向前，左脚往后，向两个不同方向伸展，眼睛看向地板，腹部收稳维持平衡，停留数个呼吸。

＊运动注意事项及建议

产后妈妈在做这些运动时，应先评估自己身体状况是否适合，不要勉强自己做身体无法负荷的动作。提醒产后妈妈关于运动方面的一些注意事项如下：

运动前先去上厕所，将尿液排空。

避免在饭后马上运动（建议间隔一小时以上）。

产后数日至1个月可做简易伸展运动。

剖宫产及自然产妈妈应注意伤口愈合情形，等身体复原后再练习（建议产完1个半月后再做进阶动作）。

勿在软床上运动，应在地板上铺垫子或巧拼进行练习。

运动的次数应循序渐进，并持之以恒才有效果。

瘦身一定要激烈运动才有用

产后妈妈不适合太过激烈的跑步、飞轮有氧等运动，因产后子宫和身体机能都尚未复原，如此激烈运动不仅无法快速瘦身，还会导致子宫有严重的下坠感。其实散步、快走、骑脚踏车等，都是很适合产后妈妈的运动，建议若没有太多时间运动，可以将运动时间分散（例如：一周做三次，每次30分钟；或每天做15分钟），这样规律的运动所带来的效果不会比剧烈运动低。

训练腹肌只有仰卧起坐有效

产后要训练腹肌群其实有很多种方式，不见得一定要做仰卧起坐。尤其许多人在做仰卧起坐时，做的方式不对，运动到的地方只有腰部、背部，变成有点像甩腰的动作。除了以正确方式做仰卧起坐之外，其实腹肌训练、骨盆操等运动都可以让妈妈的腹部紧实，回复弹力。

＊设定减重目标

以1个月来看，可将目标定在减少目前体重的4%（例如：目前体重100千克的人，1个月以减少4千克为目标）。建议在饮食、运动上可作好规划，或是将每日的饮食及运动记录下来，适时调整自己的减重计划。

产后 2~6 个月的关键饮食

豆腐山药猪血汤

功效：山药具有健脾补肺、固肾益精的功效，对于新妈妈的身体恢复十分有益。豆腐可以补钙，而猪血有解毒清肠、补血美容的功效，都是产后妈妈的进补美食。

材料：猪血200克，豆腐200克，鲜山药100克，葱花、姜末各少许，香油5~10滴，盐、鸡精各适量。

做法：

1 将鲜山药去皮洗净，切成小块备用；猪血和豆腐切块备用。

2 锅中加适量清水，加入山药、姜末和盐，用大火烧开。

3 5分钟后，加入豆腐和猪血，用小火煮20分钟左右。

4 加入葱花、鸡精，淋入香油，即可出锅。

猪血鱼片粥

功效：补血补钙，营养丰富，易消化，还有润肠通便的功效，缓解产后便秘。

材料：猪血100克，鱼肉100克，粳米100克，腐竹50克，葱花少许，盐、胡椒粉、料酒、酱油、姜丝、香油各适量。

做法：

1 将猪血洗净，撇去上层浮沫及下层沉淀、杂物，切成小方块；鱼肉洗净，切成薄片，放入碗内，加入料酒、酱油、姜丝拌匀；粳米淘洗干净；腐竹浸软，撕碎。

2 锅置火上，放入清水、粳米、腐竹，熬煮至粥将成时，加入猪血，煮至粥成。

3 再放入鱼片、盐，再沸时撒上葱花、胡椒粉，淋入香油即可。

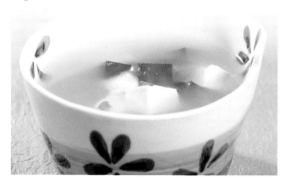
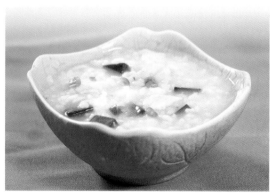

黄豆猪蹄汤

功效：可以滋补阴血，化生乳汁，对产后乳汁稀少又想进行母乳喂养的妈妈非常有帮助。

材料：猪蹄1只，黄豆60克，干黄花菜30克，葱白1段，盐5克，鸡精少许。

做法：

1 将猪蹄去毛洗净，剁成小块；黄豆拣干净杂质，用冷水泡30分钟左右；干黄花菜用温水泡发，洗净备用；葱白切段备用。

2 将所有原料放入锅中，加入适量清水，先用大火烧开，再用小火炖1个小时左右。

3 加入盐，再煮10分钟左右。

4 加入鸡精调味，即可出锅。

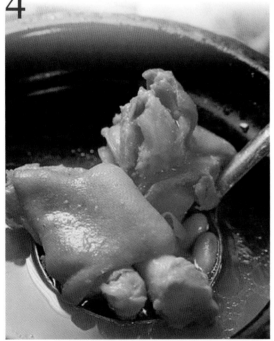

虾仁馄饨汤

功效：含有大量的蛋白质和钙，既能促进泌乳，又能提高乳汁的质量。

材料：虾仁、猪瘦肉各50克，胡萝卜1/2根，葱、姜、香菜各少许，料酒、盐各半小匙，馄饨皮8片，高汤200克，胡椒粉、香油各适量。

做法：

1 将虾仁、猪瘦肉、胡萝卜、姜、葱分别洗净，剁成碎末，混合到一起，加入料酒、盐、胡椒粉拌匀。

2 把调好的馅料分成8份，包进馄饨皮中。

3 锅内加清水烧开，下入馄饨煮熟。

4 锅内加高汤煮开，放入煮熟的馄饨，撒上香菜及葱末，滴入香油即可。

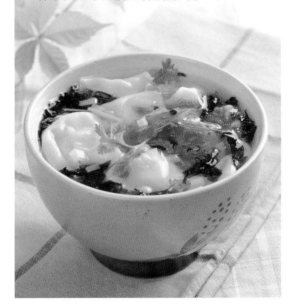

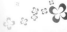

甜醋猪脚姜汤

功效：可以健胃散寒、温经补血、增进食欲，是产后最佳滋补汤水。

材料：猪脚 1 个，生姜 250 克，冰糖 1 小块，甜醋 500 克。

做法：

1 将猪脚去毛，剁成小块，投入沸水中滚 5 分钟，捞出来洗净；生姜洗净拍破，切成小块备用。

2 将生姜、猪脚一起放入沙锅中，加入甜醋，大火煮开。

3 改用小火煲两小时左右，加入冰糖煮至溶化即可。

凤尾菇煲乌鸡汤

功效：乌鸡具有较强的滋补肝肾的作用，经常食用本汤对新妈妈有很好的增乳、补益的作用。

材料：乌鸡 1 只，白凤尾菇 50 克，葱段、姜片各少许，料酒 1 大匙，盐、鸡精各适量。

做法：

1 将乌鸡去毛、去内脏洗净，切成小块；白凤尾菇洗净备用。

2 锅中加清水、姜片煮沸，放入鸡块、料酒、葱段，小火炖至鸡肉熟烂。

3 放入白凤尾菇、盐，大火煮开，保持沸腾 3 分钟左右。

4 加入鸡精，即可出锅。

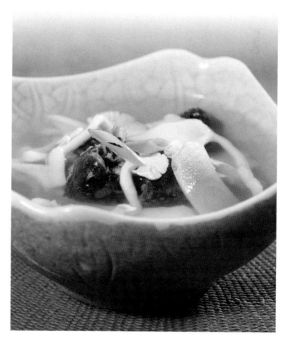

当归生姜羊肉汤

功效： 可以补中益气、安心止痛、暖胃祛寒、开胃健脾，是哺乳期妈妈的美味佳肴。

材料： 羊肉400克，当归10克，生姜10克，甘蔗汁10克，酱油、料酒、盐各5克。

做法：

1 将生姜洗净，去皮切片备用；将羊肉切成1寸见方的块，投入沸水中烫一下，用清水洗净；当归洗净，切小段备用。

2 锅中加适量清水煮沸，放入生姜、当归、羊肉块、酱油、料酒、甘蔗汁，加盖，用小火炖至肉熟。

3 加入盐，稍煮片刻，即可出锅。

木瓜煲带鱼

功效： 有营养、补虚、通乳的功效，常用以治疗产后乳汁过少。木瓜还是不错的丰胸食物，哺乳妈妈坚持食用，可以防治胸部变形或下垂。

材料： 鲜带鱼200克，生木瓜250克，红糖适量，盐少许。

做法：

1 将带鱼除去内脏洗净，切成小段备用；木瓜去皮，除去瓜核，切成大块备用。

2 锅中加适量清水煮开，先下入带鱼煮至七分熟，再加入木瓜，用小火慢炖至鱼熟。

3 加入盐和红糖，稍煮片刻，即可出锅。

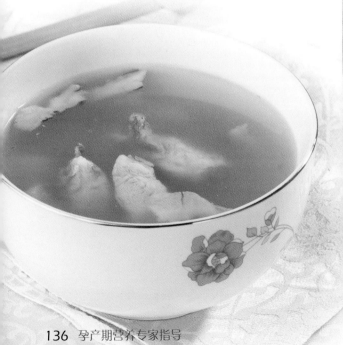

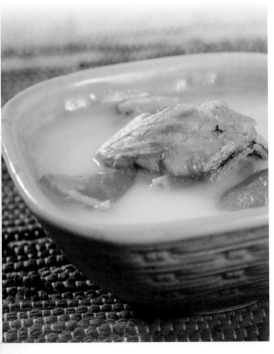

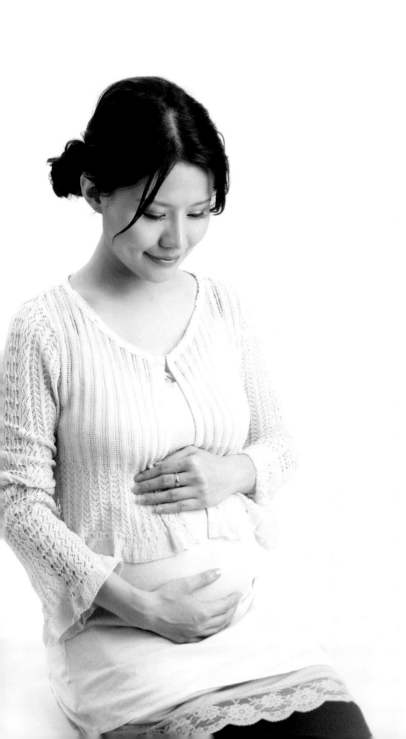

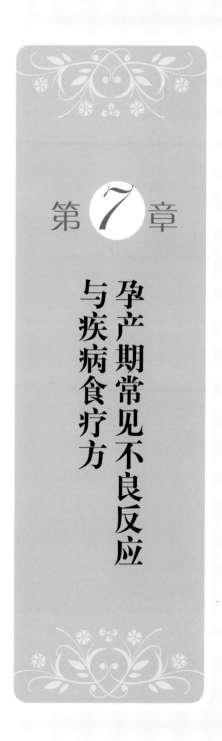

第**7**章

孕产期常见不良反应
与疾病食疗方

孕期疲劳
——常发生于孕早期

在怀孕期间，有些准妈妈特别容易感到疲倦，不但经常出现昏昏欲睡的感觉，还经常感到头晕乏力。这种疲倦感在孕早期和晚期尤为明显，这就是孕期疲劳。

孕期疲劳是很多原因造成的。怀孕早期，由于受恶心、呕吐等早孕反应的影响，很多准妈妈经常出现睡眠中断的情况，于是在白天就会出现强烈的疲倦感。到了孕中期，随着胎宝宝的进一步发育，新陈代谢的增快，需要消耗更多的能量，也使准妈妈很容易感到疲劳。有些准妈妈在这个阶段还坚持上班，就更加容易出现疲倦感。随着生产时间的临近，很多准妈妈会对分娩疼痛、胎儿的健康状况等问题感到担忧，导致自己的心理压力增大，再加上越来越严重的尿频、肌肉酸痛、下肢水肿等妊娠现象，更使准妈妈容易感到疲劳。

消除孕期疲劳主要有3种方法：充足的营养、足够的休息和适当的运动。多吃蛋、奶酪、全谷类、豆类、海产类、瘦猪肉、奶类、酵母粉、绿色蔬菜、坚果类等富含营养的食物；不吃煎、炸类食物；及时补充可以缓解孕期疲劳的B族维生素；保持轻松、愉快的心情；适当参加一些缓和、轻松、具有加强骨盆和背部肌肉韧性的运动，都有助于缓解疲劳，让准妈妈的孕期变得轻松起来。

食疗方1
豆芽节瓜猪舌汤

功效：猪舌含有丰富的蛋白质、维生素 A、烟酸、铁、硒等营养元素，有滋阴润燥的功效。

材料：节瓜 200 克，猪舌 200 克，黄豆芽 100 克，陈皮 10 克，盐 1 大匙。

做法：

1 将黄豆芽去掉根须，用水洗净，沥干水，放入炒锅内（不必加油）用微火炒软。

2 节瓜刮去茸毛，去皮、去蒂，洗净切块；猪舌放入沸水中煮5分钟取出，刮去舌苔，

用清水洗净；陈皮用热水浸软，洗净备用。

3 瓦煲内加水烧开，放入全部原料，待水再开后转中火煲至猪舌熟透，加盐调味即可。

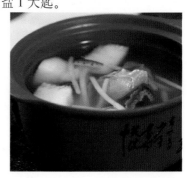

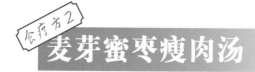

麦芽蜜枣瘦肉汤

功效： 含有丰富的维生素 B_6、叶酸和磷脂，能在一定程度上帮助准妈妈解除疲劳。

材料： 麦芽 100 克，猪瘦肉 100 克，蜜枣 20 克，盐适量。

做法：

1 将蜜枣洗净；猪瘦肉洗净，切成片。

2 将麦芽放入锅中，用小火炒至微黄。

3 将炒好的麦芽和蜜枣一起放入沙锅中，加入适量清水，用小火煮45分钟左右。

4 放入猪肉，大火将猪肉煮熟。

5 加适量盐调味，即可食用。

山药香菇鸡

功效： 山药健脾益气，香菇补肝益肾、益气养血，鸡肉填精补髓、补虚强身，对于准妈妈缓解孕期疲劳有很好的作用。

材料： 鸡腿 250 克，山药 100 克，鲜香菇 5 朵，胡萝卜 50 克，盐、白糖、料酒、酱油各适量。

做法：

1 将山药洗净，去皮，切成片；胡萝卜去皮洗净，切成片；香菇去蒂洗净，切成小块。

2 将鸡腿洗净，剁成小块，投入沸水锅中焯一下，捞出来沥干水。

3 将鸡腿放入锅中，加入香菇、盐、白糖、料酒、酱油和适量清水，先用大火烧开，再用小火煮10分钟左右。

4 放入胡萝卜片、山药片，煮至山药片熟透即可。

专家指导

1 孕早期，由于早孕反应带来的呕吐、食欲缺乏等不适，准妈妈会感觉到明显的疲劳和虚弱。这时要鼓励自己多进食，食物尽量做到多样化，并要注意少吃油腻食物，可以帮准妈妈补充营养，缓解疲劳。

2 孕中期和孕晚期如果出现疲劳现象，要注意及时到医院检查是否有贫血、血糖异常、血压异常、低蛋白血症、甲状腺功能异常等孕妇常见病。如果发现上述疾病，一定要尽早诊治。

3 孕期保持充足的休息是十分必要的。最好每天睡个午觉，可以很好地为准妈妈补充体力。晚上也要早点就寝，以保证充足的睡眠时间。

4 适当地进行一些散步、健美操等轻快的运动，可以使准妈妈白天更有精神，晚上则更加放松。晚饭后和丈夫一起到居所附近的公园、广场、田野、马路或乡间小路边散散步，既能解除疲劳，又可以调节精神状态，对准妈妈和胎儿的身心健康都很有好处。

孕期感冒
——孕早期尤其要预防感冒

怀孕期间，尤其是孕早期最好不要感冒，即使感冒了也尽量不要服药。因为目前已知的与人类有关的流感病毒中，有13种病毒在感染母体后会影响到胎儿的生长发育，使胎儿出现低能、弱智、畸形、早产、流产，甚至死胎等情况。妊娠5~14周是胎儿胚胎发育器官形成的时间，这时候如果患上比较严重的流行性感冒，对胎儿影响较大。由于怀孕使准妈妈体内的一些酶发生改变，如果在这时候服药，则会使药物不容易被分解和排泄，使准妈妈出现蓄积性中毒，同时影响胎儿的安全。

如果感冒的程度较轻，不发烧，或发烧时体温不超过38℃，可以不用治疗，对胎儿也不会产生影响。如果感冒比较严重，高烧达39℃以上，感冒症状持续3天以上，就必须根据情况，采用相应的药物治疗，必要时甚至需要终止妊娠。

为了预防感冒，准妈妈怀孕期间应该加强锻炼，注意休息，保证充足的睡眠，同时加强营养，使自己拥有一个强壮的身体。感冒流行期间，准妈妈应该特别注意个人卫生，居室要注意通风换气，保持适宜的温度和湿度，经常用醋熏蒸房间，以消毒杀菌，减少感染的机会。此外还要尽量少到人口密集的场所，尽量少接触感冒病人，使自己受感染的概率降到最低。

如果患了感冒，既不要惊慌失措，也不要乱服药物，应及时到医院找医生咨询，或采取一些非药物的治疗方法，使自己早日痊愈。

食疗方1

金银花饮

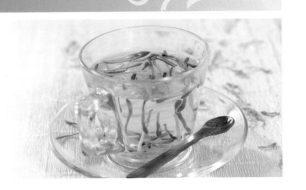

材料：金银花15克，白糖适量，清水适量。

做法：

金银花加适量清水煎汤，加白糖调味即可。

食疗指点：每日1剂，分2~3次饮完。

姜丝萝卜饮

材料： 生姜丝 25 克，萝卜丝 50 克，红糖适量。

做法：

1 生姜丝、萝卜丝加适量水煎 15 分钟。

2 加入适量红糖，煮沸即可。

食疗指点： 主治风寒感冒。趁热喝下，然后盖被发汗，出汗后即愈。

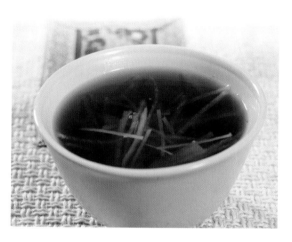

牛蒡子粥

材料： 牛蒡子 15 克，粳米 50 克，冰糖适量。

做法：

1 将牛蒡子洗净，加适量清水煎煮，取汁，加入淘洗干净的粳米，再加适量清水，煮成稠粥。

2 加入适量冰糖，煮至溶化即可。

食疗指点： 分 2 次温热服完。每日 2 剂。适用于妊娠期间发热、怕冷、无汗或少汗、头痛、咳嗽、口渴、胎动不安、舌边尖红、舌苔薄白等症状。

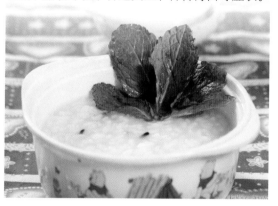

专家指导

1 一般性的感冒如果症状较轻，只出现流清涕、打喷嚏等，对胎儿影响不大，可以不必服药，只要注意多喝开水、多休息、注意保暖，很快就能痊愈。流感及流感病毒有一定的致畸作用，如果置之不理，很可能引起胎儿畸形，则需要及时治疗，不能"硬撑"。

2 准妈妈在孕早期发高烧，会使胎儿患脊柱裂的危险性增加。高烧还会导致畸形、流产和死胎。所以，如果准妈妈的体温连续 24 小时超过 39℃，就应该立即到医院进行治疗。

3 目前，市面上常见的速效伤风胶囊、感冒通、康泰克、白加黑、康必得、克感康、快克等抗感冒药大多含有抗组胺成分，不适合孕妇服用，最好的方法还是去医院治疗。

孕吐
——孕早期的正常反应

孕吐是早孕反应的一种。妊娠以后，大约从怀孕第5周开始，准妈妈经常在清晨或吃饭的时候出现没有先兆的恶心和呕吐，这就是孕吐。孕吐和孕早期中枢神经系统兴奋与抑制过程平衡失调、植物神经功能紊乱有关，也与胎儿为了保证自己的正常发育，对准妈妈所吃食物中的某些毒素的抵制有关。孕吐会使很多准妈妈食欲不佳，但这对胎儿的健康并不会产生太大的影响。因为这一阶段是胎儿的器官形成期，对各种营养的需求量并不大，通常不会因为准妈妈营养摄入不足而出现发育不良的情况。

一般情况下，孕吐不会影响准妈妈的身体健康。但是，有的准妈妈孕吐很严重，会使准妈妈出现脱水现象，影响准妈妈的安全和健康。如果在孕吐过程中，准妈妈出现没有小便或小便呈黑黄色、晕眩、虚弱、心跳加速、呕吐频繁、不能进食、呕吐物中夹有血丝等现象，都必须马上去医院诊治。

食疗方1
生姜韭菜生菜汁

材料：生姜20克，韭菜50克，生菜50克。

做法：

1 将所有原料洗净，切细。

2 加适量清水入锅中，加入切细的原料煎煮，取汁服(也可直接捣烂取汁服)。

食疗指点：每日2剂，7天为一疗程。

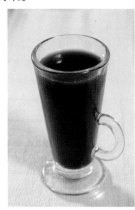

食疗方2
糖渍柠檬

材料：鲜柠檬4个，白糖适量。

做法：

1 柠檬去皮、核，切小块，放入锅中加适量白糖腌24小时。

2 锅置火上，用小火煨至汁干。

3 凉凉，拌入少许白糖即可。

食疗指点：每日1剂，分次服完。

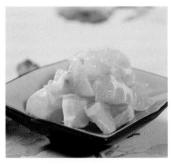

生姜橘皮茶

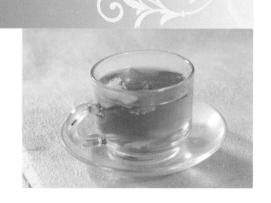

材料： 生姜 10 克，橘皮 10 克，红糖适量。

做法： 生姜、橘皮洗净切小片，放入锅中，加入适量清水和红糖，煮成糖水即可。

食疗指点： 代茶饮，对妊娠呕吐有缓解作用。

专家指导

1 孕吐多数在清晨空腹时较重。早上起床前，先吃一些烤面包干、馒头干、饼干等比较干的淀粉类食物，然后躺半小时左右，再慢慢起床，可以有效地防止呕吐。

2 少量多餐的进食方式也有助于减轻孕吐和胃部不适。随身携带一些花生米、饼干、干果等食物，经常吃一点，既能补充营养，又可以预防孕吐。

3 酸梅是非常有效的止吐食物，但是准妈妈一定不要吃得太多。因为酸梅吃得太多，反而会使准妈妈胃酸过多，出现不适。酸梅中的盐分也很高，下肢水肿的准妈妈最好不要吃，以免加重水肿的程度。

4 生姜具有和胃止呕的功效。将老姜切成薄片含在嘴里，或用姜汁和甘蔗汁按1∶1的比例调匀，隔水炖约20分钟，制成甘蔗生姜汁，对防止孕吐都有极佳的效果。

5 陈皮含有芳香的挥发油，能够促进肠胃的蠕动，也是很好的止吐食物。

6 苹果具有酸甘化阴、养胃生津的功效，将苹果磨成泥，加入姜汁，制成姜汁苹果泥，既可以止吐，又可以缓解胃部不适。

7 有些准妈妈因剧烈呕吐，容易出现铁质摄入不足，从而出现缺铁性贫血。所以，如果孕吐十分严重，准妈妈就要多吃动物血、内脏、瘦肉、芹菜、香菇、紫菜、桃、红枣、葡萄干等富含铁质的食物，及时补铁。

8 水分的补充对准妈妈也很重要。在喝水的时候，还可以在水中加少量食盐，以预防孕吐造成的低钠现象。

妊娠牙龈炎
——怀孕2~4个月后开始出现

怀孕2~4个月时，有的准妈妈会出现牙龈经常出血、牙龈水肿、牙龈乳头部位有紫红色的蘑菇状增生物等现象。这时候，准妈妈就很可能是患上了妊娠牙龈炎。

妊娠牙龈炎一般没有很强烈的疼痛感，主要症状是牙龈出血，全口牙龈水肿，尤其是牙齿间的乳头肿胀明显，牙龈颜色暗红、发亮、松软，严重者会出现溃疡和假膜，并伴有轻微的疼痛。如果准妈妈在怀孕前已经患有牙龈炎，则会出现症状加剧的情况。

妊娠牙龈炎一般在怀孕后2~4个月出现，随着时间的推移，很可能逐渐加重。但到了分娩后，这种牙龈炎的各种症状会逐渐自行消失，一般不用特别治疗。

妊娠牙龈炎虽然不会带来特别大的痛苦，但准妈妈们仍不能对妊娠牙龈炎掉以轻心。因为妊娠牙龈炎引起的长期牙床红肿、出血、口臭，不但影响准妈妈的食欲，还会对准妈妈的精神状态产生消极影响。而准妈妈精神状况、饮食情况的好坏，则会直接影响到胎儿的发育。因此，一旦患上了妊娠牙龈炎，准妈妈还是要足够重视，并积极采取措施，减少牙龈出血。

食疗方1
蜜橘炒鸡丁

材料： 橘子约50克，鸡脯肉100克，西芹叶少许，蛋清、盐、鸡精、淀粉、料酒、植物油各适量。

做法：

1 将鸡脯肉洗净，切成小丁，放入碗中，加入少量盐、鸡精、蛋清、料酒、淀粉腌10分钟左右；将橘子剥皮洗净，去掉子，切成小块；将剩下的盐、料酒、水淀粉放入一个小碗中，兑成芡汁备用。

2 锅中加植物油烧至四成热，下入鸡丁，用小火慢慢地炒散，捞出来控干油。

3 锅中留少许底油烧热，下入鸡丁、橘肉炒匀，倒入芡汁，大火炒熟。

4 盛入盘中，撒上西芹叶即可。

食疗指点： 可以降低毛细血管的通透性，对牙龈出血有很好的防治作用。

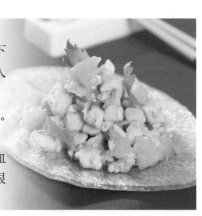

红椒拌藕片

材料： 红椒约50克，嫩藕约400克，生姜1片，盐、白糖、香油、醋各适量。

做法：

1 莲藕去皮切薄片，装入盆中，加入少许盐和300毫升凉开水，浸泡至发软，取出装盘；将红椒去子、去蒂洗净，切成细丝；生姜洗净，切成细丝。

2 将红椒丝、生姜丝均匀地撒在藕片上，加入白糖、盐、醋，略腌一会儿。

3 淋上香油，拌匀即可。

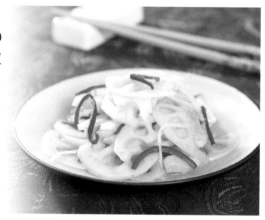

食疗指点： 红椒富含维生素C，莲藕富含丹宁酸，都具有收缩止血的作用\可辅助治疗牙龈炎。

专家指导

1 妊娠牙龈炎和准妈妈的口腔健康状况有密切的关系。从准备怀孕的时候起，准妈妈就应该作好自己的口腔保健，以预防妊娠牙龈炎的发生。

2 怀孕期间，准妈妈也应该时刻注意口腔卫生，坚持做到每次饭后漱口、睡前刷牙，避免食物残渣在口内发酵，使口腔受到酸的腐蚀。

3 在选择食物的时候，最好挑选质地软、不需多嚼、容易消化的食物，以避免在咀嚼的过程中使牙龈受到损伤，出现牙龈出血。

4 准妈妈在刷牙时，应尽量使用软毛牙刷，刷牙时要注意顺牙缝刷，也不要过分用力，以免碰伤牙龈，加剧牙龈炎的程度。

5 孕早期恶心、呕吐的准妈妈更应注意清除存留在口内的酸性物质。常用2%的小苏打水漱口，可以抑制口腔细菌的生长繁殖，中和酸性物质，帮助保持口腔卫生。

6 怀孕期间，准妈妈最好多吃一些牛奶、鸡蛋、瘦肉等含有丰富维生素和蛋白质的食物，特别要多吃富含维生素C的新鲜蔬菜和水果，以降低毛细血管的通透性，减少出血情况的发生。

7 牙龈有急性炎症的准妈妈，最好及时到医院请医生治疗，不要随意服用消炎药，以免造成胎儿畸形。

先兆性流产
——发生于孕5月以前

先兆性流产是指在怀孕20周以前，准妈妈出现阴道少量出血，伴有腰酸、腹痛、下坠等流产征兆的孕期疾病。先兆性流产经过保胎处理后可能继续妊娠，也有的不能到达足月，出现流产或早产。

先兆性流产与准妈妈的体质有关。患有肺结核、贫血、肺炎、甲状腺等疾病的准妈妈，体质虚弱的准妈妈，以及有多次流产史的准妈妈都很容易出现先兆性流产。一些高龄准妈妈也很容易出现先兆性流产。

先兆性流产的处理原则是以安胎为主。在安胎期间，准妈妈除了注意营养，还可以多吃一些芡实、海菜等补肾健脾的食物，多吃新鲜蔬菜，多喝水，并适当地参加一些舒缓、柔和的运动，以达到增强体质、防止流产的目的。安胎期间要停止房事，尽量避免不必要的妇科检查，以减少对子宫的刺激。如果发现有组织物排出或出血量增加，应带上排出的组织物到医院诊治。如果在出血增多的同时遇有阵发性下腹剧痛，也应及时到医院就诊。

食疗方1
二蒂粉

材料：南瓜蒂约200克，莲蓬蒂约400克，米汤适量。

做法：将南瓜蒂和莲蓬蒂分别焙干，研成末，混合均匀即可。

食疗指点：用米汤送下，分成3次服，在一日内服完。适用于胎动腹痛、阴道出血且颜色鲜红、面赤口干、五心烦热、小便短赤的血热型先兆性流产。

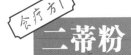

食疗方2
桂圆莲子山药粥

材料：莲子、桂圆肉各50克，山药粉100克。

做法：

1 将莲子、桂圆肉放入锅中，加适量清水，用小火煲15~20分钟。

2 加入山药粉，煮成粥即可。

食疗指点：怀孕后即开始食用，每日1~2次。适用于阴道出血、小腹坠痛、腰腿酸软、苔白舌淡、有习惯性流产史者。

菟丝子黑豆糯米粥

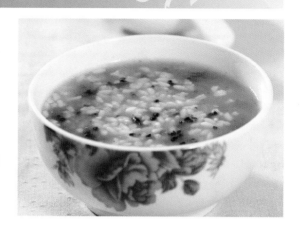

材料：黑豆50克，菟丝子（中药房有售）30克，糯米100克。

做法：

1 黑豆用清水浸泡一晚；糯米淘洗干净。

2 将菟丝子用纱布包好，与黑豆、糯米一起入锅，加适量清水煮成粥即可。

食疗指点：分3次服完。

专家指导

1 怀孕的前3个月胎盘在准妈妈的子宫中的附着还不牢固，比较容易发生先兆性流产。这个时期的准妈妈一定要注意劳逸结合，不要做提水、搬重物等过重的体力劳动，尽量远离可能有污染的环境，避免接触苯、砷、汞等有害的化学物质，尽量减少与电脑、手机等辐射性物体的接触时间，远离各种放射线，少去公共场所，预防疾病感染，并注意保持愉快的情绪，就可以在很大程度上预防先兆性流产的发生。

2 性生活时准妈妈的腹部受到挤压，宫颈受到刺激，都会诱发宫缩，造成先兆性流产。所以，怀孕的前3个月内准妈妈不要过性生活。

3 阴道炎症也是诱发先兆性流产的原因之一。所以，在孕期保持外阴清洁，避免各种细菌感染对准妈妈来说特别重要。如果出现阴道炎症，则应立即治疗，不要拖延。

4 如果准妈妈发现自己出现阵发性的下腹剧痛，并伴有出血量增多，应该立即到医院就诊，并注意保持冷静，恐惧和焦虑只会使症状加重。

5 一旦出现先兆性流产，也不要不区别情况，一味保胎。如果没有明显的诱因，仅仅是由于过度疲劳、腹部外伤、腹部手术等因素引起的先兆性流产，只要胚胎是健康的，就可以保胎；如果是因为接触放射线、病毒等有害物质造成的胚胎发育异常，或胚胎本身有缺陷引起的胎儿死亡，以及高血压、肾炎、甲状腺功能减退、内分泌失调、生殖器官畸形及外伤等疾病引起的先兆性流产，过量饮用咖啡、吸烟和酗酒等不良方式导致的先兆性流产，则不宜盲目保胎。

妊娠瘙痒症
——多发生在孕中期和孕晚期

怀孕的中后期，有的准妈妈会经常感到皮肤发痒，并有蚂蚁在皮肤上爬行、烧灼不适的感觉，有时候皮肤上还会出现红斑或凸起的包块。到了夜间，剧烈的皮肤发痒常常令准妈妈难以入睡。这时候，准妈妈就已经患上了妊娠瘙痒症。

妊娠瘙痒症在医学上又叫做肝内胆汁淤积症，是一种以瘙痒和黄疸为特征的怀孕并发症。在怀孕的过程中，由于准妈妈的内分泌发生改变，胆汁不能正常地排出体外，而是淤积在身体某些部位。如果胆汁淤积在神经末梢的血管中，对准妈妈的神经末梢形成刺激，就会引起皮肤发痒。妊娠瘙痒症的另一个显著特征是皮肤发黄，这同样是由于准妈妈体内胆汁的浓度增高引起的。由于胆汁中的胆红素具有很强的染色作用，如果准妈妈体内某个部位的胆汁淤积过多，对应部位的皮肤就容易被染成黄色。除了全身皮肤，准妈妈的巩膜（眼球中白色的部分）也容易被淤积的胆汁染成黄色。有些情况比较严重的准妈妈，可能会觉得右上腹部有胀痛等不适。如果抽血检查，很可能会查出肝功能异常。分娩后或终止怀孕后，皮肤瘙痒和皮肤发黄等现象将会逐渐消失。

妊娠瘙痒症重复发生的可能性很大，并且有一定的家族遗传倾向。如果第一次怀孕患了妊娠瘙痒症，再次怀孕的时候发病的概率也很高。如果准妈妈的母亲怀孕的时候发生过持续的皮肤瘙痒，准妈妈发病的可能性就非常大。患胆石症、尿路感染、妊娠剧吐等疾病的准妈妈、怀有多胎的准妈妈发生妊娠瘙痒症的可能性都比较高。

妊娠瘙痒症对准妈妈和胎儿都有一定的危害。对准妈妈的影响是容易使准妈妈出现产后出血，影响准妈妈的产后恢复；对胎儿的影响则是可能导致胎宝宝在孕晚期猝死，或出现早产、低体重儿等异常。所以，一旦发现自己出现持续的皮肤发痒，准妈妈应该及时到医院诊治，以免对自己和胎儿产生进一步的伤害。

食疗方1

绿豆藕

材料： 绿豆20克，鲜藕300克。

做法：

1 将绿豆洗净泡发，装入洗净去皮的藕孔中，上笼蒸熟。

2 取出凉凉，切成薄片即可。

食疗指点： 做点心食用，可以清热解毒，除湿止痒。

海带绿豆汤

材料： 海带 250 克，绿豆 100 克，白糖适量。

做法：

1 将海带泡发，冲洗干净泥沙，切成细丝备用；将绿豆拣干净杂质，洗净备用。

2 将海带、绿豆放入锅中，加入适量清水，先用大火烧开，再用小火煮熟。

3 加入适量白糖调味，即可食用。

食疗指点： 饮汤，吃海带和绿豆，每日 1 次，连服 10 日，可以清热、利湿、止痒。

泥鳅煲红枣

材料： 泥鳅 50 克，红枣 3~5 枚，盐少许。

做法： 将泥鳅、红枣分别洗净，放入锅中，加入适量清水，先用大火烧开，再用小火煮 25 分钟左右，加盐调味即可。

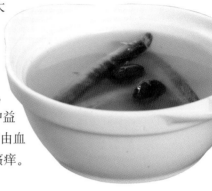

食疗指点： 每天 1 剂，连服 10 剂，可以补中益气、养血润燥，治疗由血虚燥热引起的皮肤瘙痒。

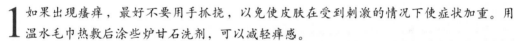

专家指导

1 如果出现瘙痒，最好不要用手抓挠，以免使皮肤在受到刺激的情况下使症状加重。用温水毛巾热敷后涂些炉甘石洗剂，可以减轻痒感。

2 在没有治疗的情况下，妊娠期瘙痒症通常持续到分娩。所以，当准妈妈出现持续3天以上的瘙痒，并且没有减轻的迹象时，最好到医院检查确诊，以免对自己和胎儿不利。

3 当皮肤出现瘙痒，即使在还没有到医院确诊的情况下，准妈妈也应当及时关注胎儿的胎动情况：每天早、中、晚各抽出1个小时的时间数一次胎动，并作好记录。将每天3次所数的次数相加，再乘以3，就是12小时的胎动总数。如果12小时的胎动次数少于20次，或减到平时的一半以下，则表示胎儿缺氧，应尽快到医院检查治疗。

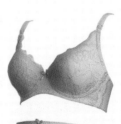

4 注意保持皮肤表面干净，冬天洗澡后适当涂些润肤露，在腹部长有妊娠纹的部位涂少量橄榄油，都可以预防或减轻局部瘙痒。

5 不透气的化纤内衣、化学药物或喷剂都可以诱发瘙痒，准妈妈应该远离这些物品。

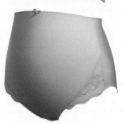

孕期缺铁性贫血
——孕中期和孕晚期高发

缺铁性贫血是由于体内铁储备不足、不能满足红细胞正常生成的需要而发生的贫血。怀孕期间，由于血容量的增加，准妈妈对铁的需求量迅速增大；再加上供给胎儿生长发育对铁的需求和为出生后作储备，准妈妈对铁需求量达到800毫克之多。如果在这时候准妈妈不能补充足够的铁，就容易出现缺铁性贫血。在怀孕初期，缺铁性贫血的发生率约为10%；到了怀孕中期，发生率就可能达到38%；到了孕晚期，缺铁性贫血的发生率会变得更高。

缺铁性贫血对准妈妈和胎儿均有一定的危害性。对准妈妈的危害主要是使准妈妈的抗病能力降低，诱发妊娠高血压综合征和子痫，使准妈妈心肌供氧不足而导致心力衰竭，甚至威胁生命。对胎儿来说，缺铁性贫血会导致胎盘灌注和供氧不足，使胎儿在宫内生长发育迟缓，引起宫内死亡，或出现早产、死胎等情况。即使胎儿可以正常出生，也可能出现新生儿缺氧缺血性脑病等先天缺陷。

食疗方1

四红粥

材料： 红小豆、花生米（带红衣）、红枣各50克，枸杞子5粒，红糖适量。

做法： 将红小豆、花生米、红枣、枸杞子一起放入沙锅中，加入适量清水炖烂，用红糖调味即可。

食疗指点： 每天早上空腹趁热吃1小碗。

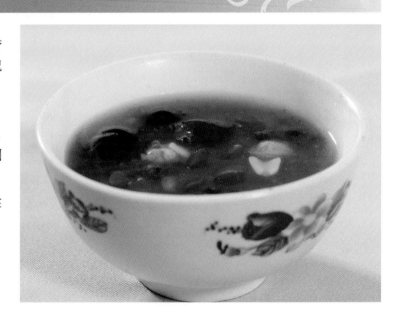

黑木耳蒸枣

香菇蒸红枣

材料：黑木耳15克，红枣15枚，冰糖(或红糖)适量。

做法：

1 将黑木耳、红枣分别泡发、洗净，放入碗中。

2 加适量水和冰糖(或红糖)，放入锅中蒸1个小时即可。

食疗指点：有慢性腹泻症状的人慎食。

材料：水发香菇20克，红枣20枚，鸡肉（或猪瘦肉）150克，姜末5克，葱末5克，盐、料酒、白糖各适量。

做法：

1 将水发香菇、红枣、鸡肉(或猪瘦肉) 洗净，切条。

2 将以上原料放入碗中，加葱末、姜末、盐、料酒、白糖，隔水蒸熟即可。

食疗指点：每日1次。常食，可辅助治疗妊娠贫血。

专家指导

1 缺铁性贫血是一个由轻到重逐步发展的过程。如果准妈妈在出现轻度贫血症状时不加治疗，根据"胎儿优先"的原则，就只能消耗自己体内储存的铁，使贫血的程度加重。一旦发展到重度贫血，不但容易使胎儿的发育受到影响，还容易使准妈妈患上各种并发症，影响准妈妈的孕期健康。贫血状态下，准妈妈对疼痛和压力的忍受力都会降低，很容易在分娩时出现体力不支，使分娩过程受阻。贫血还会使准妈妈对失血的耐受性明显下降，容易造成失血性休克。

2 患有缺铁性贫血的准妈妈在分娩过程中也容易造成胎儿缺氧，使胎儿患病的概率增加。

3 妊娠期缺铁性贫血的关键在于预防。多吃含铁量丰富的肉、蛋类等食物，每周吃一次动物内脏(肝、肾、心脏等)，常吃猪血、鸡血、鸭血等动物血，都可以帮助准妈妈补充容易被身体吸收的血红素铁，帮准妈妈预防缺铁性贫血。

4 多吃新鲜蔬菜、水果等维生素C含量丰富的食物，有助于准妈妈吸收食物中的铁，预防缺铁性贫血。

6 如果是通过口服补铁药物进行补铁，注意在医生的指导下进行。因为补铁过度会导致急性铁中毒，轻则使准妈妈胃肠道出血、坏死，重则引起休克，对准妈妈的健康不利。

孕期便秘
——常见于孕晚期

怀孕后，由于胃酸分泌减少，准妈妈的胃肠道平滑肌张力降低，蠕动减弱，腹壁肌肉的张力也有所减弱，大肠对水分的吸收增加，特别容易发生便秘。怀孕后期，胎儿和子宫日益增大会对准妈妈的直肠产生机械性压迫，也会引起便秘。有些准妈妈在怀孕后活动减少，使本来就很少蠕动的胃肠蠕动变得更少，更会加剧腹胀和便秘的程度。

便秘不仅给准妈妈带来很多痛苦，还会使准妈妈体内的毒素增加，造成新陈代谢紊乱和内分泌失调，使准妈妈出现食欲减退、精神委靡、头晕、乏力、皮肤长斑、瘙痒、肤色暗淡、头发枯干等不适。经常性地用力排便，还会导致痔疮的形成。如果便秘的时间过长，还可能导致贫血和营养不良。

喝酸奶、蜂蜜水，多吃富含维生素和膳食纤维的水果蔬菜食物，参加散步等相对舒缓的有氧运动，养成定时排便的习惯，每天起床后空腹饮一杯温开水等措施都可以帮助准妈妈排便。如果便秘很严重，也可以在医生的指导下服用果导片、麻仁滋脾丸等具有温和通便作用的药物，或使用开塞露或甘油栓通便；切不可私自使用泻药通便，以防出现流产和早产。

芝麻粥

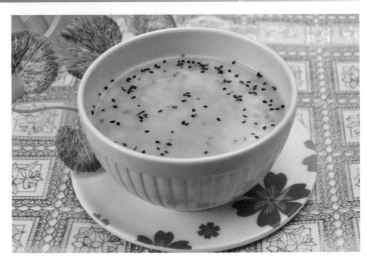

材料：黑芝麻适量，粳米100克。

做法：

1 取黑芝麻适量，淘洗干净，晒干，炒熟后研碎。

2 每次取30克，和100克粳米一起煮成粥即可。

食疗指点：适用于身体虚弱、头晕耳鸣并且便秘的孕妇。

柏子仁粥

胡桃粥

材料：柏子仁 30 克，粳米 100 克，蜂蜜适量。

做法：

1 将柏子仁洗净，拣干净杂质，捣烂；粳米淘洗干净。

2 一起放入锅中，加适量清水煮成粥。

3 调入适量蜂蜜，即可服用。

食疗指点：适用于兼有心悸、失眠的孕期便秘。

材料：胡桃仁约 100 克，粳米 100 克。

做法：

1 将胡桃仁洗净，捣烂；粳米淘洗干净。

2 一起放入锅中，加适量清水，煮成粥即可。

食疗指点：适用于体虚肠燥的孕期便秘。

❧ 专家指导 ❧

1 要预防便秘，首先要养成良好的排便习惯。准妈妈一有了便意，最好马上去厕所，千万不能憋着。因为粪便在体内积存得过久，不但会造成排便不易，还会影响食欲。最好每天定时排一次便。尽量使用坐式马桶，以减轻下腹部血液的淤积，避免形成痔疮。

2 每天清晨起床后马上喝一杯凉开水或牛奶，可以促进肠胃蠕动，帮助排便。

3 排便时不要阅读书报，应养成专心排便的好习惯。

4 在饮食方面，准妈妈要多吃富含蛋白质的食物，并要摄入足够的新鲜蔬菜和瓜果。糙米、麦芽、全麦面包等富含纤维素的食物要多吃。此外，还要忌食辛辣食物，少喝碳酸饮料，以免引起便秘。

5 每天补充足够的水分是减轻便秘的重要方法。如果准妈妈体内的水分不足，粪便就无法形成，而粪便太少，无法刺激直肠产生收缩，也就不会产生便意，从而引起便秘。因此，准妈妈每天至少喝1000毫升水，以促进粪便形成，预防便秘。

6 持续使用泻药或选择泻药的种类不当，可以导致流产。所以，准妈妈如果想使用泻药帮助通便，最好在医生的指导下进行。

孕期因缺钙导致的腿抽筋
——孕中期和孕晚期高发

怀孕后，准妈妈对钙的需求量明显增加。到了怀孕中、晚期，准妈妈每天要摄入1200毫克左右的钙，才能满足自身和胎宝宝的各种需求。如果这时候膳食中钙和维生素D的含量不足，或由于缺乏日照使准妈妈对钙的吸收不佳，就会出现缺钙。由于钙可以维持肌肉和神经的正常兴奋，如果准妈妈血液中的钙浓度过低，就会使肌肉和神经的兴奋性升高，使人出现抽搐现象。夜间人体血液中的钙浓度比白天低，于是准妈妈们经常在晚上出现小腿抽筋。

抽筋发作时，准妈妈可以通过按摩抽筋部位的肌肉，或慢慢将腿伸直的办法来缓解。但是，要从根本上解决问题，还是要补钙。平时多吃牛奶、虾皮、豆制品、海带、紫菜、雪里红、榨菜、山楂、坚果、芝麻酱等含钙丰富的食物和奶油、蛋黄、动物肝脏等维生素D含量丰富的食物，少吃菠菜、竹笋、燕麦等含植酸、草酸比较多的食物，多到户外活动，接受阳光的照射，都有助于增加准妈妈体内钙的含量，预防腿抽筋的发生。

食疗方1

韭菜炒虾皮

材料：韭菜300克，虾皮20克，酱油、盐、植物油各少许。

做法：

1 将韭菜择去黄叶，掐去老根，洗净，切成长4~5厘米的段；虾皮洗净备用。

2 锅置火上，放油烧至六七成热，先放入虾皮煸炒几下，随即下入韭菜快速翻炒。

3 至韭菜色转深绿时加入酱油、盐，掂翻均匀，即可出锅。

食疗指点：炒韭菜时间不宜长，否则，韭菜发蔫，失去脆嫩性。

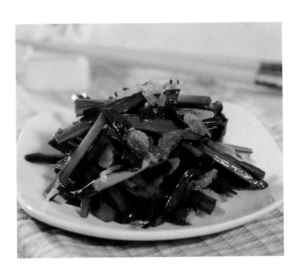

香菇烧豆腐

材料：豆腐200克，水发香菇200克，料酒、白糖、酱油、胡椒粉、盐、水淀粉、植物油各适量。

做法：

1 将豆腐切成长方条；水发香菇洗净后去蒂。

2 炒锅置火上，倒油后烧热，逐步下入豆腐块，用小火煎至金黄色。

3 先烹入少量料酒，再下入香菇翻炒几下，加入适量白糖、酱油、胡椒粉、料酒、盐和适量清水，用大火收汁。

4 用水淀粉勾芡，掂翻均匀，即可出锅。

食疗指点： 如果加点香菜，味道会更好。最好不要加葱，因为豆腐中的钙和葱中的草酸会结合成不容易被吸收的草酸钙，使营养大打折扣。

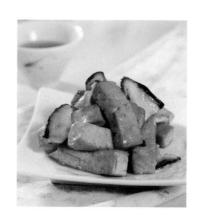

专家指导

1 由于不同的准妈妈身体对缺钙的承受性不一样，有的准妈妈即使已经缺钙，也不会出现小腿抽筋。所以，不能把小腿是否抽筋作为需要补钙的唯一指标，最好定期检查，及时补充。

2 钙的补充并不是越多越好。如果摄入过多的钙，会对准妈妈吸收利用其他微量元素形成干扰，还会使准妈妈患肾结石病的危险性增加，所以，补钙的时候，要注意根据准妈妈的缺乏程度进行补充，不要过量。

3 多晒太阳，接受充足的紫外线照射，可以促进准妈妈体内维生素D的合成，提高钙的吸收利用率。

4 碳酸饮料、可乐、咖啡、比萨饼、汉堡包等食物中含有大量的磷，很容易使准妈妈体内的钙与磷的比例超过2∶1的最佳比例，造成准妈妈体内钙的流失。所以，如果出现了缺钙症状，这些食物准妈妈最好不要吃。

5 油脂中的脂肪酸可以妨碍准妈妈对钙的吸收。所以，在怀孕中后期，准妈妈最好不要吃过于油腻的食物。

孕期水肿
——孕晚期比较明显

很多准妈妈在怀孕期间都会出现水肿，怀孕七八个月后，水肿的症状会更加明显。这是由于随着胎宝宝的发育，准妈妈的子宫不断增大，压迫到下腔静脉，使血液循环回流不畅，血管内的液体成分渗出血管，积聚在组织间隙中形成的。孕期水肿主要出现在下肢，通常是晨轻夜重，即早晨起床时不太明显，经过白天久站和夜间活动量减少后，晚上睡觉前水肿症状比较严重。有些准妈妈腰部及阴唇部位的水肿症状比较明显，有的则会出现全身水肿。

一般说来，孕期水肿是生理性的正常现象，生产后会自动消失，也不会对胎儿造成不良影响。

但是，如果准妈妈发现自己的下肢水肿经过6小时以上的休息仍不能消退，并有逐渐向上发展的趋势，那就属于病理性水肿，需要引起重视，及时到医院检查和治疗。如果同时有心脏病、肾病、肝病、高血压、营养不良等疾病发生，就更需要及时诊治，以免对准妈妈和胎儿产生危害，发生比较严重的后果。

食疗方1
猪肝绿豆粥

材料：大米 100 克，鲜猪肝 100 克，绿豆 50 克。

做法：

1 将大米、绿豆淘洗干净；猪肝洗净，切碎。

2 大米、绿豆一起放入锅中，加适量清水煮粥。

3 粥快熟时，加入鲜猪肝，煮至猪肝熟透即可。

食疗指点：不宜加盐。隔日 1 次，连服 5~7 次。

食疗方2
鲤鱼红豆汤

材料：鲤鱼 250 克，红豆 100 克。

做法：

1 将鲤鱼去鳞、去内脏，洗净，切成大块；红豆洗净，用冷水泡 2 个小时左右。

2 鲤鱼和红豆一起放入锅中，加水煮熟即可（不加盐）。

食疗指点：忌与绿豆、芋头、牛羊油、猪肝、鸡肉、荆芥、甘草、南瓜、狗肉、咸菜同食，也忌与朱砂同服。

荸荠鲜藕萝卜饮

材料：荸荠、鲜藕、白萝卜各200克。

做法：

1 荸荠去皮，洗净切片；鲜藕、白萝卜洗净，切成薄片。

2 一起放入锅中，加适量清水，煎成汁即可。

食疗指点：每日1剂，可以治疗妊娠水肿。

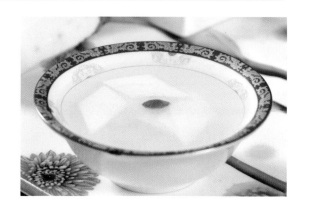

专家指导

1 消除水肿最好的方法是静养。人在休息时，心脏、肝脏、肾脏等内脏器官的负担会减轻，水肿也会随之减轻或消失。因此，已经出现孕期水肿的准妈妈要尽量多休息，以减轻内脏器官的负担，缓解水肿。

2 穿着过紧的衣服会使准妈妈的血液循环不畅，从而引发身体水肿。因此，在怀孕期间，准妈妈最好多穿宽松的孕妇装，尽量少穿太紧身的衣服。

3 怀孕后，准妈妈的身体调节盐分、水分的机能下降，如果摄入过量的钠，就会给准妈妈的肾脏增加负担，从而引起水肿。因此，在日常生活中，准妈妈要尽量少吃盐，最好保证每天摄入的盐的总量在6克以下。泡菜、咸鸭蛋、咸菜、咸鱼等食物中含有大量的盐，最好不要吃。

4 每天保证一定量的肉、鱼、虾、蛋、奶、豆制品等富含蛋白质的食物，尽量多吃新鲜蔬菜和水果，有利于帮准妈妈增强新陈代谢，预防或减轻水肿。

5 睡前（或午休时）把双腿抬高15~20分钟，可以起到加速血液回流、减轻静脉压力的作用，不仅能缓解孕期水肿，还可以帮助准妈妈预防下肢静脉曲张的发生。

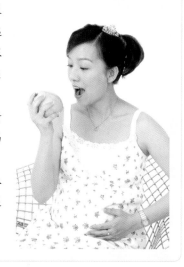

妊娠糖尿病
——常发生于孕7月左右

妊娠糖尿病指怀孕期间，由于体内不能产生足够的胰岛素，使准妈妈的血糖升高引起的临时性糖尿病。妊娠糖尿病的典型症状是吃多、喝多、尿多、体重减轻，同时伴有呕吐的"三多一少"症状。由于准妈妈的糖代谢出现异常，摄入的葡萄糖不能充分利用，分解代谢反而增快，体力得不到补充，患妊娠糖尿病的准妈妈特别容易感到疲乏无力。妊娠糖尿病大多发生在怀孕后第28周左右，如果在孕晚期准妈妈出现引产、剖宫产，容易导致细菌感染，使糖尿病症状进一步加重。有家族糖尿病史、肥胖、有不明原因的死胎或新生儿死亡史、前胎有巨婴症、羊水过多、年龄超过30岁的准妈妈是妊娠糖尿病的易发人群，需要特别注意。

妊娠糖尿病容易使准妈妈血液中的白细胞的功能下降，抵抗力降低，容易出现呼吸道感染、泌尿生殖系统感染、霉菌感染，并使妊娠高血压的发病率升高。严重时还可能引发败血症和感染性酮症酸中毒，危及准妈妈的生命。对胎儿来说，准妈妈患妊娠糖尿病会使胎儿的体重增长过快，出现巨大儿；或受准妈妈体内糖代谢紊乱的影响，体内组织器官发育受到干扰，胰岛功能受到损害，不但容易出现早产和死胎，还可能使宝宝出生后并发低血糖症和呼吸窘迫综合征，很容易死亡。

食疗方1

山药粥

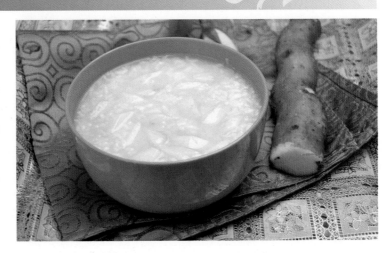

材料： 鲜山药片60克，粳米100克。

做法： 将粳米、鲜山药片分别淘洗干净，一起放入沙锅，加入适量清水，用小火熬稠即可。

食疗指点： 每日1次。主治气阴两虚型妊娠糖尿病。

枸杞炖兔肉

材料： 枸杞子15克，兔肉250克，盐少许。

做法：

1 兔肉洗净，切小块备用。

2 将枸杞子、兔肉一起放入锅中，加适量清水炖煮。

3 待兔肉熟后，加入少许盐，稍煮即可。

食疗指点： 饮汤吃肉，每1~2日1剂。可常服。主治阴阳两虚型妊娠糖尿病。

菠菜根粥

材料： 鲜菠菜根250克，鸡内金10克，大米50克。

做法：

1 鲜菠菜根洗净，切碎；大米淘洗干净。

2 将菠菜根和鸡内金放入锅中，加适量清水，小火煮30~40分钟。

3 下入大米，煮成烂粥即可。

食疗指点： 每日两次，连菜与粥食。适用于以口渴、多食、大汗为主要症状的妊娠期糖尿病。

专家指导

1 糖尿病患者在怀孕前一定要进行全面的检查，并详细咨询医生，确定怀孕不会产生危险后再怀孕。因为，如果在怀孕期间准妈妈的血糖不能得到控制，除了胎儿容易在孕晚期死亡外，新生儿出生后还容易出现肺成熟推迟、易患呼吸窘迫综合征等情况，对胎儿的健康不利。患糖尿病的准妈妈所生的宝宝，出生的时候死亡的概率也比较高。

2 在怀孕期间，准妈妈要定期检查血糖和尿酮体。一旦发生血糖控制不理想或酮症，应及早住院治疗。如果经过治疗情况仍不理想，最好选择终止妊娠。

3 一旦确诊为妊娠期糖尿病，准妈妈首先要在饮食上进行控制：首先要调整热量的摄入，每天吃250~300克主食，可以多吃一些富含蛋白质的食物，多吃蔬菜和富含纤维素的食物，少食甜食，适当地吃些含糖量低的水果。

4 患糖尿病的准妈妈最好采取少量多餐的进食方式，一天内进餐5~6次为宜。

5 患糖尿病的准妈妈也需要进行锻炼，这对避免体重过度增加、顺利分娩都有很大好处。

6 随着孕期的进展，准妈妈要逐渐增加产前检查的次数，以随时掌握胎儿的发育情况和准妈妈的健康情况。如果出现危害准妈妈的情况，要选择适当的时机结束妊娠。

孕期尿频
——主要发生在孕早期和孕晚期

尿频是指准妈妈在怀孕期间，由于受到胎儿的影响，排尿次数明显增多的现象。一个正常的成年人每天白天平均排尿4~6次，晚上平均排尿0~2次。怀孕前3个月和孕7个月后，准妈妈经常会出现尿频现象。怀孕初期的尿频是由于准妈妈体内的激素水平发生变化引起的；而怀孕中后期的尿频，则是因为子宫增大的缘故。怀孕28周后，随着子宫的不断增大，位于子宫前方的膀胱受到

压迫，使准妈妈很容易产生尿意，排尿次数大大超出了正常范围，便出现了尿频。

怀孕38周左右，增大的子宫开始压迫准妈妈腹腔内的大血管，使准妈妈下肢的静脉回流产生障碍，肾脏血流量减少。再加上白天准妈妈站立的时候比较多，会出现尿量减少的现象。但到了晚上，躺卧的姿势减轻了子宫对腹腔静脉的压迫，肾脏血流量增加，又会使准妈妈出现夜尿增多的现象。

单纯由子宫压迫引起的尿频是一种正常的生理现象，分娩后会自然消失。但是，妊娠糖尿病和一些其他疾病也可能引起尿频，这就需要准妈妈多加注意，及时诊治了。

膀胱内有炎症、尿路结石、结核性膀胱挛缩等膀胱疾病也会引起尿频。这些疾病引起的尿频大多数伴有尿急、尿痛等症状。如果准妈妈在尿频的同时出现尿急、尿痛，最好及时到医院诊治。

食疗方1

萝卜糯米粥

材料： 白萝卜300克，糯米50克，香油1小匙，盐适量，鸡精少许。

做法：

1 将糯米淘洗干净，用清水泡30分钟左右；萝卜洗净去皮，切成小丁。

2 将萝卜和糯米一起放入锅中，加入泡糯米的水，一起煮成粥。

3 淋入香油，加入盐、鸡精调味即可。

食疗指点： 不宜和鸡肉、胡萝卜、橘子、柿子、人参、西洋参等食物同食。

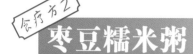

枣豆糯米粥

材料：糯米150克，红枣2枚，大豆25克，莲子25克，生花生米5~10枚，冰糖适量。

做法：

1 将糯米洗净，用冷水泡1个小时左右；将红枣、花生米、大豆、莲子分别洗净，用温水泡发。

2 将红枣、大豆、莲子、花生、糯米一同放入锅中，加入适量清水，先用大火烧开，再用小火煮成粥。

3 加入冰糖，煮至溶化即可。

食疗指点：具有收敛作用，对尿频有较好的食疗效果。

芡实枸杞小米粥

材料：芡实、枸杞子各30克，小米100克，桂圆1枚。

做法：

1 将芡实、枸杞子分别洗净，放入料理机中打成粉；桂圆去皮、核，取桂圆肉备用；小米淘洗干净备用。

2 将枸杞子、芡实、桂圆、小米一起放入锅中，加入适量清水，用小火煮成粥即可。

食疗指点：做早餐食用，对尿频具有一定的食疗效果。

专家指导

1 如果出现了尿意，一定要上厕所，尽量不要憋尿。因为憋尿时间太长不但影响膀胱的功能，还可能造成膀胱感染，使尿频加重。

2 平时有意识地做一做收缩会阴部位肌肉的锻炼，可以起到增强尿道括约肌的功能、改善排尿状况的作用。

3 如果准妈妈的骨盆底部肌肉发育不良或锻炼不足，在孕晚期遇到大笑、咳嗽、打喷嚏等使腹部压力增大的情况很可能会出现尿失禁。这也是一种很正常的生理现象，准妈妈不必过分担心。平时多做四肢着地呈爬行状、背部伸直、收缩臀部肌肉，将骨盆推向腹部的肌肉锻炼，不但可以预防尿失禁，还可以帮准妈妈缩短产程，减轻分娩时的痛苦。

4 如果怀孕中后期出现尿频，准妈妈可以在医生的指导下服用一些补肾的中药，但一定要忌食油腻、辛辣、刺激性强的食物。

5 怀孕期间，准妈妈一定要注意保持外阴部的清洁。每天要换洗内裤，每天用温开水清洗外阴部1~2次，并注意节制性生活，以免引起泌尿系统感染，从而导致病理性尿频。

孕期失眠
——可能困扰准妈妈整个孕期

在怀孕期间，在恶心、呕吐、头晕等孕期不适、腰背胸腹等部位的疼痛、缺钙导致的小腿抽筋、尿频和心理压力过大的影响下，很多准妈妈都会出现失眠现象。

对准妈妈来说，孕期失眠不仅影响心情，对整个身体系统都可能造成伤害。因为睡眠不足可能导致准妈妈体内的胰岛素水平过高，增加准妈妈患妊娠糖尿病的机会，也容易使准妈妈血压升高，造成产程迟滞，给准妈妈造成分娩障碍。

要避免失眠，首先做的就是要找出失眠的原因，并采取相应的对策。如果是精神压力过大、情绪不佳引起的失眠，准妈妈可以及时向家人求助，在亲人的关爱下调整心情，释放压力，并注意在睡前少吃咖啡、茶、油炸食物等影响情绪的食物；如果是疲劳引起的失眠，可以在睡前吃一些苹果、香蕉等具有镇静作用的水果，抑制大脑皮层的兴奋性，使自己尽快进入睡眠状态。如果是腿抽筋引起的睡眠中断，就必须调整睡姿，尽可能以左侧卧位入睡，并注意下肢的保暖，尽量减少抽筋发作的次数。选择适合自己的卧具，保持良好的室内环境，睡前到户外散一会儿步，上床前洗个热水澡，用热水泡脚等措施都有助于顺利入眠，准妈妈可以酌情采用，为自己的睡眠质量加分。

食疗方1

酸枣仁汤

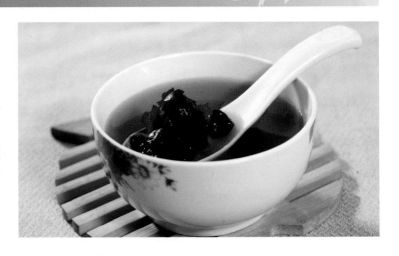

材料：酸枣仁 15 克。

做法：酸枣仁捣碎，放入锅中，加适量水煎汤即可。

食疗指点：每晚睡前 1 小时服用。能抑制中枢神经系统，有较恒定的镇静作用，对血虚引起的心烦不眠或心悸不安有明显效果。

百麦安神饮

材料：小麦、百合各25克，莲子肉、首乌藤各15克，大枣2枚，甘草6克。

做法：

1 将小麦、百合、莲子、首乌藤、大枣、甘草分别洗净，用冷水浸泡30分钟。

2 将所有原料放入锅内，加适量清水，大火烧开后，改用小火煮30分钟。

3 提取出药汁，存入暖瓶内。在药材内加水，再炖一次。

4 提取出药汁，和第一次的药汁合在一起。

食疗指点：随量饮用，可以清心安神。

安神梨甑

材料：雪梨约250克，炒枣仁10克，冰糖15克。

做法：

1 将雪梨洗净，在靠近蒂处用刀切开，将核挖出，拓宽四周，做成"梨甑"。

2 将枣仁、冰糖放入"甑"内，将梨蒂盖合，用竹扦插牢，蒂向上平放在碗中。

3 上笼蒸熟即可。

食疗指点：随意食之。可以滋阴养液，养心安神。

专家指导

1 对容易失眠的准妈妈来说，保持良好的心态很重要。准妈妈尽量不要给自己太多的心理压力，放松心情，有助于安眠。

2 睡觉前不要进食咖啡、茶、油炸食品等可以影响情绪的食物，也不要吃太冷、太甜的食物，以免使自己情绪激动，难以安眠。

3 临睡前不要喝过多的水或汤，有利于防止夜间尿频，保证睡眠的连续性。

4 准妈妈在睡觉前最好不要做剧烈运动，以免造成兴奋过度，反而无法安眠。如果想放松神经，可以选择泡温水澡、请家人帮自己作肢体按摩等方式。

5 晚上在同一时间睡眠，早晨在同一时间起床，养成有规律的睡眠习惯，有助于调节准妈妈的睡眠状态，提高睡眠质量。

6 尿频容易造成准妈妈睡眠中断，起床后又难以再次入睡。这时可以调节一下灯光，半夜起床时不要开大灯，只开一盏小灯，可以使准妈妈容易再次入睡。

7 每天清晨起床后散步半小时，白天多到户外晒晒太阳，有助于帮准妈妈调节生物钟，改善准妈妈的睡眠质量。

妊娠高血压综合征
——孕8月左右高发

妊娠高血压综合征简称妊高征，是一种非常常见、又严重影响母婴安全的孕期疾病。妊娠高血压综合征以高血压、水肿、蛋白尿为主要症状，主要发生在怀孕24周以后，怀孕32周后是本病的高发期。身体矮胖、贫血、有高血压家族史、羊水过多、年轻初产妇或高龄初产妇、怀有双胞胎或葡萄胎的准妈妈、患有慢性肾炎或糖尿病的准妈妈，是妊娠高血压综合征的易发人群。突然的寒冷刺激可以使妊娠高血压综合征的发生率升高，冬季、初春寒冷季节和气压升高的天气很容易使准妈妈们发病。

对准妈妈来说，妊娠高血压综合征能够使准妈妈的全身小动脉出现痉挛，使各器官出现血液供应不足，大脑、心、肝、胎盘等主要脏器组织缺氧，使准妈妈出现脑水肿、脑出血、心力衰竭等病变，严重影响准妈妈的健康和生命。对胎儿来说，妊娠高血压综合征可能引起胎盘坏死，使胎儿出现血液循环障碍和营养不足，影响胎儿的大脑发育，甚至使胎儿出现宫内窒息，引起早产和死亡。

因此，怀孕20周以后，准妈妈必须每两周测量一次血压，化验一次尿蛋白；怀孕30周以后每周要检查一次，直至分娩为止。这种定期检查对及时发现妊娠高血压综合征的发生，保证准妈妈和胎儿的安全和健康，有非常大的好处。

食疗方1
千金鲤鱼汤

材料： 青鲤鱼约500克，白术、生姜、陈皮、白芍、当归各10克，茯苓5克。

做法：

1 将鲤鱼去鳞、去内脏，洗净。

2 白术、生姜、陈皮、白芍、当归各10克及茯苓5克用干净纱布包裹，与鲤鱼同入锅中，加适量清水，煮1小时，除去药包即可。

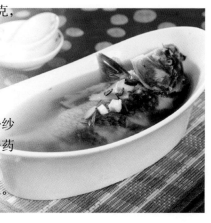

食疗指点： 饭前空腹吃鱼饮汤。每日1次，待水肿消退停服。主治脾虚型妊娠高血压综合征（主要症状是水肿）。

首乌天麻瘦肉汤

天麻鸭子

材料： 何首乌15克，天麻15克，钩藤15克，猪瘦肉100克，盐少许。

做法：

1 将何首乌、天麻和猪瘦肉一起放入沙锅，加入适量清水，用中火煮沸。

2 改用小火煮2小时左右。

3 加入钩藤煮沸，继续煮15分钟。

4 加盐调味即可。

食疗指点： 随量饮服。有养血柔肝、熄风止晕的功效。主治肝血不足，肝阳上升型妊娠眩晕。

材料： 鸭子1/2只（约500克），天麻片15克，生地片30克，盐少许。

做法：

1 鸭子去毛、去内脏，洗净，切成小块。

2 将鸭块与天麻片、生地片一起放入沙锅，加适量清水，共炖至鸭肉烂熟。

3 加入少许盐调味即可。

食疗指点： 食肉饮汤，宜常服。可以平肝滋阴，主治以头晕、头痛、抽搐为主要症状的阴虚阳亢型妊娠高血压综合征。

❧❧ 专家指导 ❧❧

1 如果确定自己已经怀孕，准妈妈最好定期称体重、量血压，并经常进行尿液化验，以及早发现妊娠高血压的发病征兆，及早治疗。

2 正常的作息、充足的睡眠、愉快的心情对预防妊娠高血压具有重要作用。平时准妈妈要注意多休息，并尽量保持宁静愉悦的心情，可以帮准妈妈预防妊娠高血压。

3 不长时间站立、卧床时尽量侧卧、睡觉时将腿垫高，都可以增加胎盘及全身器官的血流分布，防止血压升高。

4 散步、太极拳、气功等比较舒缓的运动可以使准妈妈的全身肌肉得到放松，促使血压下降，对帮助准妈妈预防妊娠高血压很有好处。

5 如果已经患上了妊娠高血压，准妈妈还可以通过饮食进行调理。少吃咸菜和腌渍食品，减少每天摄入的食盐总量，多吃水果、蔬菜等富含纤维素的食物，减少脂肪摄入，多吃富含钾和钙的绿叶蔬菜、牛奶、豆制品等食物，坚决戒酒，都有助于帮助准妈妈降低血压，缓解妊娠高血压带来的种种不适。

早产
——发生于孕 28~37 周之间

早产是指准妈妈在怀孕尚未足月的时候提前分娩的医学现象。早产儿由于分娩过早，各种器官发育还不成熟，不但体重比足月儿要低很多，自身调节体温、抵抗感染的能力很差，生活能力较弱，死亡率比足月新生儿要高几十倍。即使能够存活，很多早产儿也会出现智力障碍或神经系统后遗症等缺陷。

早产的发生与很多因素有关。未满20岁或大于35岁怀孕，早产的发生率是20~34岁怀孕的11倍左右。如果准妈妈曾经多次流产，或实施流产后不足1年再次怀孕，也很容易出现早产。早产与准妈妈的生活和心理状况也有很大关系。工作时间过长、过度劳累、孕晚期性生活频繁、吸烟和过度饮酒、精神过度紧张或情绪波动比较大，都会使早产率明显增高。风疹、流感、急性传染性肝炎、急性肾盂肾炎、急性胆囊炎、急性阑尾炎、妊娠高血压综合征、心脏病、糖尿病等疾病也容易引起早产。有些准妈妈在怀孕期间的饮食结构不合理，导致体内蛋白质不足，或维生素E、叶酸缺乏，也是出现早产的原因之一。

预防早产的关键是及早诊断，及时治疗。如果在怀孕晚期，准妈妈出现阴道出血、破水、下腹部反复变软和变硬，腹部肌肉出现变硬、发胀的感觉，就要及时到医院检查，以便尽早处理，避免早产的发生。

黄芪粥

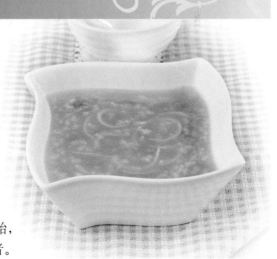

材料：黄芪 20 克，糯米 20 克，盐或糖少许。

做法：

1 将黄芪洗净；糯米淘洗干净。

2 一起放入锅内加水煮粥。

3 加入盐或糖调味即可。

食疗指点：每日 1 剂，分 2 次服完。可以固气安胎，适用于脾虚气弱之胎漏、胎动不安或习惯性流产者。

山药固胎粥

阿胶瘦肉汤

材料： 山药 100 克，续断、杜仲、苎麻根各 15 克，糯米 100 克。

做法： 将续断、杜仲、苎麻根用布包盛装，和山药、糯米一起放入锅中，加适量清水煮粥，粥好后取出药包即可。

食疗指点： 温服。每日 1 剂，分 2 次服完。

材料： 阿胶 15 克，猪瘦肉 100 克，盐、白糖各少许。

做法： 将猪瘦肉洗净，切成厚片，放入锅中，加入阿胶和适量清水，炖至阿胶完全溶化，加盐、白糖调味即可。

食疗指点： 养血止血安胎。适用于肾虚、血虚之胎漏、胎动不安。

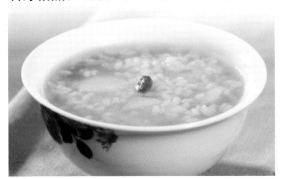

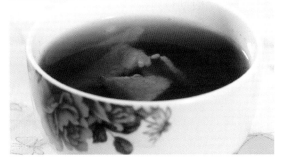

❧ 专家指导 ❧

1 只要已经确定怀孕，准妈妈就要定期去作产前检查。因为这样做可以使一些早产迹象及时地被诊断出来。只有早发现，才能及早采取措施，避免早产的发生。

2 怀孕后，准妈妈应该尽量避免长时间站立。因为长时间站立容易使子宫颈在压力的情况下张开，引起早产。

3 怀孕 7 个月以后，准妈妈要注意适当地减少活动量。因为这个时期是胎儿的身体迅速增长的时期，这时候准妈妈的活动量过大，也容易引起早产。

4 如果感觉到不同于正常分娩时的子宫收缩，准妈妈最好立即坐下来休息，并服用阻止子宫收缩的药物，预防早产的发生。

5 发烧很容易引起早产，一定不要掉以轻心。如果准妈妈的体温超过 38℃，准妈妈就要立即采取措施降温。

6 准妈妈如果长期患有牙周炎，牙周的细菌就容易产生大量毒素，从而引起早产。因此，准妈妈在怀孕期间一定要注意口腔卫生，尽量避免牙周炎的发生，以免造成意外。

产前抑郁症
——绝对不能忽视

怀孕期间，由于体内激素水平的变化和各种孕期不适，准妈妈的心理很容易出现波动，情绪也更容易低落。有些调节能力差的女性如果在此时没有得到适当的照顾，就会因为心理压力过大，而出现产前抑郁症。产前抑郁症的主要表现是爱哭，容易发脾气，容易对生产过程的痛楚、胎儿是否畸形、分娩过程中是否会出错、是否难产等问题产生焦虑。有

些抑郁程度比较严重的准妈妈，还会出现幻觉和意识障碍。

产前抑郁症对准妈妈和胎儿都会产生很恶劣的影响。在怀孕4~10周期间，如果准妈妈的情绪过度不安，会使胎儿的口唇发生畸变，使胎儿出现腭裂性兔唇。如果准妈妈在怀孕期间精神过度紧张，会使自己的大脑皮层与内脏之间的平衡关系失调，引起循环系统功能紊乱，导致胎盘早期剥离，甚

至导致死胎。如果怀孕期间准妈妈的情绪长期受到压抑，胎儿出生后很容易出现身体功能失调。

患有产前抑郁症的准妈妈通常会把忧虑和抑郁的情绪延续至产后，因而也较容易患上产后抑郁症。有些抑郁程度比较重的准妈妈，还会出现自残、自杀等行为，严重威胁准妈妈和胎儿的生命安全。

食疗方1
海蜇马蹄瑶柱汤

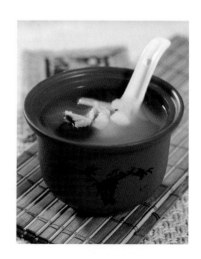

材料：海蜇150克，马蹄250克，江瑶柱3粒，瘦肉150克，红枣（去核）4枚，生姜2片，盐2克。

做法：

1 马蹄去皮洗净，切片备用；海蜇浸洗干净，切成小块；瑶柱浸软，切成丝；瘦肉切片，投入开水锅中焯一下，捞出来过一遍凉水。

2 将全部原料放入瓦煲内，加适量清水，煮1小时左右，加入盐调味即可(喜欢什么，调味量可适当加点)。

食疗指点：可以滋肾健脾、养胃阴、安心神，特别适合容易在秋季患抑郁症的人饮用。

莲子银耳汤

材料：莲子50克，水发银耳15~30克，白糖少许。

做法：

1 将莲子用热水泡发，放入锅中，加适量清水煮汤。

2 待莲子熟烂，加入水发银耳煮开。

3 加入白糖调味即可。

食疗指点：此方可常用，效果显著。

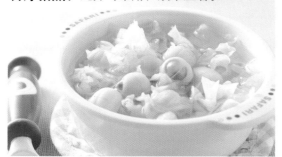

淡菜炒韭菜

材料：淡菜15克，韭菜100克，盐少许。

做法：

1 将淡菜用热水泡发，摘去肠胃，除去沙粒，在清水内洗净；韭菜择洗干净，切成小段。

2 锅中加油烧热，下入淡菜翻炒至熟。

3 加入韭菜翻炒几下，加少许盐(有点淡咸味即可)调味即可。

食疗指点：连吃1周。

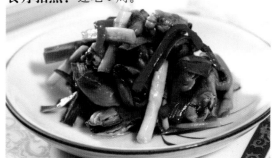

专家指导

1 多了解一些生育的基本知识，可以帮助准妈妈减轻对分娩时的疼痛感产生的恐惧和紧张，预防产前抑郁症的发生。

2 可适当参加一些户外运动，在身体条件允许的情况下进行短途旅游，做孕妇操，多和同龄的准妈妈交流，都有助于准妈妈放松心情，调节情绪，预防产前抑郁症的发生。

3 减轻情绪波动的困扰的最有效方法是保证充足的睡眠。准妈妈精神饱满，自然就不容易对分娩时的痛苦产生恐惧和焦虑。

4 向一些已经做了妈妈的人请教她们怀孕、育儿的经验，也可以帮准妈妈了解生产知识，缓解焦虑、抑郁等不良情绪。

5 少吃刺激性强的食物，多吃富含营养的食物，也可以帮准妈妈调节情绪，对抗抑郁。

产后发热
——可危及生命，切莫大意

新妈妈在分娩后的一昼夜之内，体温可能略微升高，但一般不会超过38℃。产后3~4天内，由于泌乳的原因，新妈妈的乳房充盈，乳汁流通不畅，也会出现体温升高的现象，如果不超过38℃，也是很正常的。但是，如果新妈妈出现了突然的高热，并伴有其他症状，就是非常危险的"产后发热"，千万不能掉以轻心。

引起产后发热的原因比较多，感冒、生殖系统感染、乳腺炎、泌尿系统感染都可以引起产后发热。感冒引起的发热大多表现为发烧、头痛、全身不适等症状。新妈妈生产时，皮肤上的毛孔都处于张开的状态，生产后又会大量排汗，对外部环境的变化特别敏感。如果在这时候着凉，就很容易感冒，从而引起发热。生殖系统感染引起的发热多表现为怕冷、发抖、发高烧、头痛、小腹痛、恶露有臭味等症状，主要是由于产前、产后不注意卫生，或分娩过程中消毒不彻底，导致细菌侵入新妈妈的生殖系统引起的。如果新妈妈的乳汁过多或过浓，流出不畅，在乳腺管内郁积成块，或在哺乳时被宝宝损伤了乳头，使病菌侵入，引起急性乳腺炎，也会使新妈妈出现产后发热。分娩的时候由于胎儿压迫膀胱而造成的尿潴留容易引起泌尿系统感染，也会引起发热。

产后发热很容易导致支气管炎、肺炎、慢性盆腔炎、腹膜炎或败血症等疾病，对妈妈的健康非常不利，一定不能掉以轻心。

食疗方1
赤小豆红糖汤

材料：赤小豆100克，红糖50克。

做法：

1 将赤小豆洗净，放入锅中，加入适量清水，大火烧开。

2 大火煮20分钟左右，加入红糖，改用小火煮至烂熟即可。

食疗指点：吃豆喝汤，可以除湿清热、散血消肿，治疗产后发热。

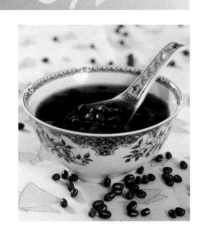

瓜皮炒山药

材料：西瓜皮 100 克，山药 300 克，盐、植物油各少许。

做法：

1 将西瓜皮外面的青色果皮和里面的红色果肉去掉，切成小丁，放入盆中，加少许盐腌一会儿；山药削去皮，切成小块。

2 锅中加少量植物油烧热，下入瓜皮、山药，大火爆炒两分钟左右。

3 加入盐调味，即可食用。

食疗指点：每天 1 次，可清热除烦、生津止渴、补脾健胃，对产后发热可以起到很好的辅助治疗作用。

爆炒苦瓜

材料：苦瓜约 300 克，葱约 10 克，姜 1 片，盐、植物油各适量。

做法：

1 将苦瓜剖成两半，除去子和内膜，洗净，切成细丝备用；将葱、姜洗净，切丝备用。

2 锅中加油烧热，下入姜丝、葱丝爆香，下入苦瓜丝，加盐，煸炒片刻即可。

食疗指点：可以清热解毒，帮妈妈预防和缓解产后发热。

❧ 专家指导 ❧

1 新妈妈在产后要养成定时量体温的习惯，如果发现体温超过38℃，就要立即到医院诊治。

2 对于已经出现感染或排尿不畅的新妈妈而言，水分补充是非常重要的。新妈妈最好每天喝2000毫升左右的水，以满足身体的需要，减轻发热带来的不适。

3 注意保持外阴部的清洁卫生。每次上完厕所最好用温开水冲洗干净会阴，以减少生殖系统感染发生的概率。

4 产后要及时补充营养，这样才有助于体力的恢复和抵抗力的增加，从而减少发炎机会，降低发热的发生率。产后应多吃粥、牛奶、鸡蛋等既容易消化又富于营养的食物，不吃油腻食物。韭菜、大蒜、辣椒、胡椒等辛辣温燥的食物更要坚决禁食。

5 乳腺炎引起的发热往往是因为乳汁排出不畅，在乳腺内郁结成块，再加上乳头有裂口，导致细菌袭入引起的。为预防这种情况的发生，妈妈在分娩前就应该注意清洗乳头，分娩后要及时揉散"奶块"，治疗乳头裂口，还可用吸奶器帮助排乳，做到"防患于未然"。

6 剖宫产的新妈妈伤口应该随时保持干燥清洁。最好在产后7~10天再开始淋浴。这之前可以用毛巾擦拭身体，以减少伤口发炎的机会。

产后恶露不尽
——需及时就诊治疗

分娩后，新妈妈的阴道里会流出一些由血液、坏死的蜕膜组织、细菌及黏液等混合而成的红色或红棕色液体，在医学上被称为"恶露"。恶露一般在产后4~6周内排除干净。如果产后6周以后，恶露仍然排不干净，则为"恶露不尽"，是妈妈的子宫复原出现问题的表现，需要及时到医院检查和治疗。如果听之任之，不但影响妈妈的身体恢复，还可能引起其他疾病。妊娠月份较大、子宫畸形、子宫肌瘤、剖宫产手术操作者技术不熟练使妊娠组织物未完全清除、宫腔感染等原因都可能引起恶露不尽。

食疗方1
坤草粥

材料：鲜益母草60克（或干品30克），粳米100克，红糖适量。

做法：将益母草加适量水煎汁，去掉渣滓，加入粳米、红糖，煮成粥即可。

食疗指点：趁温热服用，分2次服完。病愈即停。气血虚少引起的恶露不绝者忌用。

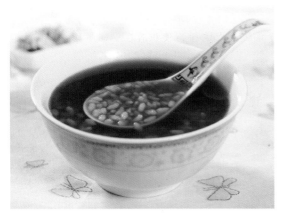

食疗方2
山楂红糖饮

材料：鲜山楂30克，红糖15克，黄酒15克。

做法：将山楂洗净去核，加清水煎出浓汁，加入红糖和黄酒，搅拌均匀即可。

食疗指点：分2次服完。可以活血化瘀，促使恶露排出。

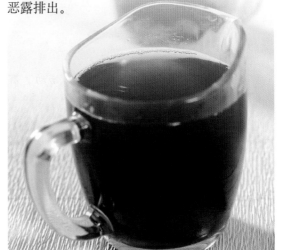

参芪胶艾粥

材料： 黄芪 15 克，党参 15 克，鹿角胶 10 克，当归 10 克，艾叶 6 克，升麻 3 克，砂糖 10 克，粳米 100 克。

做法：

1 将党参、黄芪、艾叶、升麻、当归一起放入沙锅，加适量水煎出浓汁，去渣，取汁备用。

2 加入粳米、鹿角胶、砂糖，煮成粥即可。

食疗指点： 上、下午趁温热服食，效果更佳。阴虚火旺所致的恶露不绝者忌用。

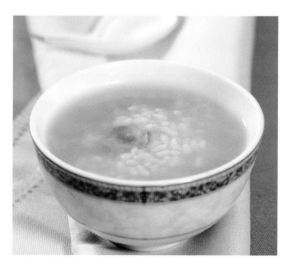

专家指导

1 分娩后，新妈妈要注意休息，并注意保持外阴部位的卫生：每天用温开水或1∶5000高锰酸钾液清洗外阴部,选用柔软消毒卫生纸，勤换月经垫和内裤，都是保持卫生、减少邪毒侵入的好办法。

2 尽量保持室内的空气流通，以去除污浊的空气，促进机体早日复原。

3 分娩后有气虚或血淤症状的新妈妈要注意保暖，避免寒邪入侵。有血热症状的新妈妈则不宜太暖，以免加重症状。

4 在体力允许的情况下尽早起床活动，有利于促进气血运行，使积滞在子宫内的恶露尽快排出。

5 新妈妈的饮食要清淡而富于营养。气虚的新妈妈可以多喝鸡汤、桂圆汤等；血热、血淤、肝郁化热的新妈妈可以多喝藕汁、梨汁、橘子汁、西瓜汁等果蔬汁，以清热化淤；肝肾阳虚的新妈妈可以适当地吃一些甲鱼、龟肉等滋阴的食物；脾虚气弱的新妈妈遇到寒冷季节可以增加羊肉、狗肉等温补食品。

6 如果新妈妈排出的恶露颜色曾经变浅，又变回了血性恶露，可能是疲劳过度引起的。只要放松心情、注意休息，很快便会好转。

哺乳期乳汁不足
——情绪和营养都非常重要

乳汁不足指的是很多新妈妈在分娩后迟迟不分泌乳汁，或乳汁清稀如水，分泌不足的情况。造成乳汁不足的原因有很多：过早添加配方奶或其他食品，喂食时间过短，都会减少宝宝对妈妈乳房的吸吮力度，使妈妈因为乳房受到的刺激不足而缺乳。怀孕、分娩、产后不适造成妈妈身体虚弱，或是由于杂务较多、睡眠不足使新妈妈过度劳累，也会影响乳汁的分泌，造成乳汁不足。母乳喂养期间，如果新妈妈吃含雌性激素的避孕药，或因疾病接受药物治疗，也会影响泌乳量。有些已经上班的妈妈，因为不懂得科学、合理地使用挤乳器，也会使自己的乳汁越挤越少，最终出现乳汁分泌不足的现象。

要预防乳汁不足，除了在分娩后尽量放松心情，多休息，注意补充营养，促进自己的身体早日复原外，还要注意避免食用含有雌激素的药物。

如果使用人工挤乳器挤乳，首先要检查挤乳器是否损坏，其次要掌握挤乳器的使用方法，在挤乳的过程中也要保持耐心使自己的乳房尽快适应挤乳器的力度和刺激方式。此外，多喝汤，多吃具有通乳作用的特殊饮食，对帮助妈妈增加乳汁分泌、改善乳汁不足状况也有很大的帮助。

食疗方1

王不留行瘦肉汤

材料： 猪瘦肉250克，王不留行12克，黄芪30克，盐少许。

做法：

1 猪瘦肉洗净，切小块。

2 将王不留行、黄芪和瘦肉一起放入锅中，加适量清水，用中火煮沸后改用小火煲1~2小时。

3 加少许盐调味即可。

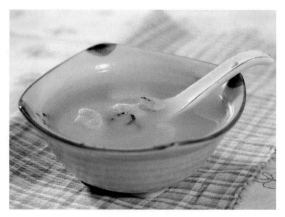

食疗指点： 阴虚、口干、大便干燥者不宜饮此汤。

当归黄芪鲤鱼汤

猪蹄通草粥

材料： 鲤鱼1条，生姜4片，当归12克，黄芪50克，盐、植物油少许。

做法：

1 鲤鱼去鳞、鳃、内脏，洗净。

2 锅中加植物油烧热，下入姜片爆香，放入鲤鱼稍煎，加水，加入当归、黄芪，用中火煮开。

3 改用小火煲两小时左右，加少许盐调味即可。

食疗指点： 每日1剂，分2~3次服完。主治以头晕心悸，面色淡白、乳汁不足为主要症状的气血虚型产后虚羸。

材料： 通草5克，漏芦15克，猪蹄2只，葱白2段，粳米100克，香油5滴，盐少许。

做法：

1 将通草和漏芦一起放入沙锅，加适量清水煎出200毫升左右药汁，去渣取汁备用；猪蹄去毛洗净，切成小块；葱白洗净，切小块备用。

2 将猪蹄、葱白、粳米一起放入锅中，加入煎好的药汁，按常法煮成粥。

3 滴入香油，加入盐调味，即可食用。

食疗指点： 分2次吃完。主治肝郁气滞型产后缺乳。可以常吃，服至乳多为止。

～✦～ 专家指导 ～✦～

1 限制喂奶的次数，每次喂食时间过短等因素都会造成乳汁分泌量的减少。因此，在给宝宝喂奶的时候，最好不要按固定的时间表行事，只要宝宝饿了就给宝宝喂奶，每次喂奶的时间由宝宝自己来决定，都可以对新妈妈的乳房产生良性刺激，促使妈妈泌乳。

2 在哺乳期间，新妈妈应该多吃牛奶、鸡蛋、鱼、肉、蔬菜、水果等富含蛋白质、碳水化合物、维生素和矿物质的食物，多喝汤，以吸收丰富而全面的营养，保证乳汁分泌的需要。千万不能过度节食，以免造成营养不良，影响乳汁的分泌。

3 有的已经恢复工作的新妈妈经常使用挤乳器挤出母乳喂宝宝，却往往因为对挤乳器的使用方法不熟悉，造成母乳越挤越少的情况。这时应该先检查人工挤乳器是否损坏，再学会人工挤乳器的正确使用方法，经过一段时间的适应，新妈妈的乳汁分泌量就会恢复到比较正常的水平。

4 一些药物会对乳汁的分泌产生影响。如果因为生病需要服药时，新妈妈最好对医生说明自己正在哺乳，请医生避免为自己开影响乳汁分泌的药物。

产后肥胖
——运动和饮食双管齐下

怀孕期间，很多妈妈为了让腹中的胎儿吸收充分的营养，遵循"一人吃，二人补"的原则，尽量多吃具有滋补作用的食物。可是，有的妈妈因为饮食结构不合理，不但没有摄取到足够的营养，反而因为吃进了过多的热量，使自己的体重急剧增加。坐月子时期，为了达到产后补身的目的，又大量地吃麻油鸡、花生炖猪脚、高热量内脏类等食物，使体内的脂肪越来越多，于是就出现了肥胖现象。

产后肥胖不仅影响体形的美观，还会使新妈妈出现食欲缺乏、四肢无力、生殖器恢复缓慢、尿失禁、子宫后倾或脱垂等问题，必须引起新妈妈及家人的重视，及早预防，认真对待。

如果出现了产后肥胖，除了及时调整饮食结构、注意控制饮食中的脂肪和热量摄入外，还要适当地参加一些运动。如果想通过吃减肥药的方法减重，最好在医生的指导下进行。但是，由于减肥药会产生各种不良反应，再加上一些不合法减肥药食用后会对身体造成伤害，最好还是不要采用吃减肥药的方式减肥。

食疗方1

冬瓜薏仁汤

材料：冬瓜肉 250 克，鸡肉 100 克，薏苡仁 25 克，盐少许。

做法：

1 薏苡仁洗净，用冷水浸泡30分钟左右；冬瓜洗净，切成小块；鸡肉洗净切块备用。

2 将所有原料放入锅中，加入适量清水，先用大火煮开，再用小火炖40分钟。

3 加入盐调味，即可饮用。

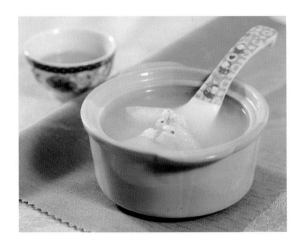

食疗指点：分 2~3 次服完。

鲤鱼姜丝汤

材料： 鲤鱼1条，车前子10克，玉米须50克，姜丝、盐各少许。

做法：

1 鲤鱼去鳞、去内脏洗净，切成段，加少许盐拌匀，腌20分钟左右。

2 将车前子、玉米须、鲤鱼、姜丝一起放入锅中，加适量清水，先用大火煮开，再用小火煮熟，即可食用。

食疗指点： 服用期间忌吃寒凉食物。

荷叶知母茶

材料： 荷叶5克，知母5克，法半夏6克，茯苓10克，陈皮5克，甘草5克，生姜1片。

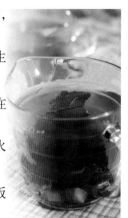

做法： 将所有原料混合在一起，加400毫升清水，先用大火煮开，再用小火煎至200毫升即可。

食疗指点： 去渣喝汤，饭前饮服，对产后虚胖有效。

专家指导

1 生育后的几周内，新妈妈的一些关节特别容易受伤。分娩后不久就做减肥运动，不但会导致子宫恢复变慢，还可能使新妈妈的手术伤口或外阴切口的恢复变慢，影响妈妈的健康。所以，在产后的4~6周内，新妈妈最好不要做任何减肥运动。剖宫产的妈妈则要到6~8周后，才可以做减肥运动。

2 哺乳期间不适合减肥。因为，如果节食不当，会影响新妈妈分泌的乳汁的品质，使宝宝出现营养不良。这里需要注意的是：母乳喂养可以消耗大量的能量，帮助妈妈瘦身。所以，好好给宝宝喂奶，也是一种产后瘦身的好办法。

3 在减肥期间，新妈妈除了吃富含蛋白质的食物外，蔬菜、水果、淀粉类食物、油脂等各类食物都应该吃一些，才能保证摄入全面而均衡的营养，不吃主食的减肥方法是不可取的。如果碳水化合物摄入过少，将会使新妈妈的乳汁分泌受到影响。长期积累下来，还可能使新妈妈出现酮中毒，危害新妈妈的身体健康。

4 新妈妈产后大量出汗，肠胃功能也比较弱，很容易引发便秘，不利于瘦身。为了避免这种情况，新妈妈最好有意识地多喝水，多吃富含纤维的蔬菜，以预防和治疗便秘，加强减肥效果。

图书在版编目(CIP)数据

孕产期营养专家指导／岳然编著.—北京：中国人口出版社，2012.6

ISBN 978-7-5101-1266-9

Ⅰ.①孕… Ⅱ.①岳… Ⅲ.①孕妇—妇幼保健—基本知识②产妇—妇幼保健—基本知识

Ⅳ.①R715.3

中国版本图书馆CIP数据核字（2012）第120341号

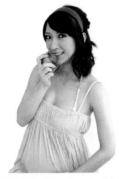

孕产期营养专家指导

岳然　编著

出版发行	中国人口出版社	
印　　刷	沈阳美程在线印刷有限公司	
开　　本	820毫米×1400毫米　1/24	
印　　张	8	
字　　数	200千	
版　　次	2012年7月第1版	
印　　次	2012年7月第1次印刷	
书　　号	ISBN 978-7-5101-1266-9	
定　　价	29.80元	

社　　长	陶庆军
网　　址	www.rkcbs.net
电子信箱	rkcbs@126.com
电　　话	(010) 83534662
传　　真	(010) 83515922
地　　址	北京市西城区广安门南街80号中加大厦
邮政编码	100054